高等院校药学类实验系列教材

药剂学课程群创新实验教程

主　编　李　翀　鄢　丹

副主编　汪小又　周文虎　王晨晖　刘理涵

编　委（以姓氏笔画为序）

王晨晖（重庆大学）	邓　黎（四川大学）
刘理涵（南方医科大学）	李　莉（西南大学）
李　翀（西南大学）	吴　瑾（陆军军医大学第一附属医院）
何小燕（西南大学）	
汪小又（西南大学）	张　焱（重庆大学）
张继芬（西南大学）	陈章宝（西南大学）
周文虎（中南大学）	唐亚琴（重庆理工大学）
唐宜轩（山东第一医科大学）	鄢　丹（首都医科大学附属北京友谊医院）

科学出版社

北　京

内 容 简 介

《药剂学课程群创新实验教程》共分为八章。第一章主要介绍药剂学实验的要求及安全守则；第二章详细阐释了典型给药途径的制剂基本设计与评价技术，是药剂学初学者的宝典式工具书；第三至六章基本按照"基础模块""进阶模块""高阶模块"三级进阶式编写模式，以期为学有余力的学生提供指导和帮助。为了检验并提高学生的实际应用能力，创新性地引入了设计性实验（第七章）和虚拟仿真实验（第八章）。

本书图文并茂，案例丰富，适合于医药和化学化工类专业及相关专业的本科高年级学生、研究生、创新创业实践需求者，也可作为各高等院校其他相关专业教师和各相关领域技术人员的参考书。

图书在版编目（CIP）数据

药剂学课程群创新实验教程 / 李翀，鄢丹主编. -- 北京：科学出版社，2024.6

高等院校药学类实验系列教材

ISBN 978-7-03-078086-7

Ⅰ. ①药… Ⅱ. ①李… ②鄢… Ⅲ. ①药剂学−实验−高等学校−教材 Ⅳ. ① R94-33

中国国家版本馆 CIP 数据核字 (2024) 第 042838 号

责任编辑：周　园/责任校对：宁辉彩
责任印制：张　伟/封面设计：陈　敬

科 学 出 版 社 出版

北京东黄城根北街 16 号
邮政编码：100717
http://www.sciencep.com

北京天宇星印刷厂印刷
科学出版社发行　各地新华书店经销
*

2024 年 6 月第　一　版　开本：720×1000　1/16
2024 年 6 月第一次印刷　印张：11 1/4
字数：254 000

定价：49.80 元
（如有印装质量问题，我社负责调换）

前　　言

药剂学课程群，主要包括药剂学、工业药剂学、生物药剂学与药物动力学及药物辅料等多门课程，是药学、制药工程等药学类本科专业的核心课程。这一系列课程均设有对应的实验课程，但近年来，随着高等学校对创新创业教育的不断深化，加之国家和社会对高层次专业人才需求的日益增长，越来越多的本科学生渴望进行系统性实验训练，以满足各级各类创新实践和系统性深造的需求。基于此，本教材探索以药剂学实验"贯通式教育"为主线，辅以三级进阶式实验，并创新性地引入设计性实验和虚拟仿真实验，以期在注重学生基本技能和基础操作的同时，系统培养学生的实践能力和创新能力。本教材主要特点如下所示。

突破学科限制，构建贯通式思维

制剂研究不是简单的剂型研究，通常应结合疾病特征，选择合适的给药途径，设计制剂的处方、探索制备工艺；还应进行药效及药物动力学性能评价，进而综合评价制剂的合理性和有效性。本教材第二章以临床上三类经典给药途径为例，有机整合多门制剂相关课程，总结了制剂制备过程与技术，为"贯通式教育"奠定基础。

三级进阶式实验编写模式，突显教材的适用性和针对性

本教材是在我们前期编写的《药剂学实验教程》（科学出版社，2015）和《药剂学课程群实验教程》（自编教材）的基础上，结合多年来师生及同行使用后的反馈编写而成的。教材采取进阶式难度升级编写实验模块，在第三章至第六章基本按照"基础模块""进阶模块""高阶模块"三级进阶式编写模式，以适应不同知识储备的学生学习，实用性强，保证教材内容具有较强的适应性和针对性。

理论联系实际，强化综合实践能力

本教材结合学科特性，在前期学习的基础上引入设计性实验和虚拟仿真实验。每一位同学应根据药物的特性，结合给药途径选择辅料并设计制剂处方和工艺，制备、优化并进行质量评价。同时，借助虚拟仿真教学，引入工业化生产智能制造元素，以培养学生的创新能力和实际应用能力。

紧跟学科发展，以案例推进专业自信

教材内容紧跟学科发展，融合前沿知识，创新性地以我国药学高水平旗舰期刊《药学学报》（中、英文版）中报道的制剂研究进行案例分析和总结，还在教学内容中融入了编者的科研成果，进而引导学生进行系统性专业文献查阅；同时可有效地增强学生的专业自信，提升专业认同感，激发学习内动力。

本教材的编委来自西南大学、首都医科大学附属北京友谊医院、中南大学、重庆大学、南方医科大学、重庆理工大学、四川大学、陆军军医大学第一附属医院和山东第一医科大学等高校院所，均为致力于药剂学及相关学科的一线中青年教师和科研工作者。研究生边煦霏作为编者撰写了虚拟仿真实验部分有关章节，研究生刘妍、刘鑫龙、唐忠捷、马中宜、唐梅、黄丹丹、赵世康等在文献收集、图表整理、文字校对等工作中给予了协助。教材在编写过程中得到了《药学学报》（中、英文版）编辑部郑爱莲主任、郭焕芳主任及编辑团队老师们的大力支持，同时也参考了国内外多部经典教材和专著，在此一并表示诚挚谢意。此外还要感谢重庆市高等教育教学改革研究项目（223076、233088）和西南大学研究生教育教学改革研究项目（SWUYJS216210）的资助。

由于学科高速发展和编者的知识水平有限，书中难免存在不足之处，恳请同行专家及广大读者批评指正，以便今后进一步改进与完善。

编 者

2023 年 10 月

目　　录

第一章　药剂学实验的要求及安全守则 ·· 1

第 1 节　实验室规范 ·· 1

第 2 节　实验室安全守则 ·· 1

第 3 节　实验报告要求 ·· 2

第二章　典型给药途径的制剂基本设计与评价技术 ····························· 3

第 1 节　口服给药途径常见制剂研究 ·· 3

第 2 节　注射给药途径常见制剂研究 ··· 21

第 3 节　经皮给药途径常见制剂研究 ··· 35

第 4 节　常用实验设计方法 ··· 46

第三章　口服类制剂的制备与评价 ··· 48

第 1 节　片剂的制备与评价 ··· 48

　　※ 基础模块：对乙酰氨基酚普通片剂的制备 ······················ 48

　　※ 进阶模块：对乙酰氨基酚缓释片的制备（包衣片、骨架片）······ 52

　　※ 高端模块：3D 打印对乙酰氨基酚片 ···························· 56

第 2 节　丸剂的制备与评价 ··· 57

　　※ 基础模块：中药丸剂 ··· 58

　　※ 进阶模块：滴丸的制备 ······································· 60

　　※ 高端模块：微丸胶囊的制备 ··································· 62

第 3 节　口服液体制剂的制备与评价 ·· 64

　　※ 基础模块：乳剂的制备与评价 ································· 65

　　※ 进阶模块：自微乳 ··· 67

　　※ 高端模块：药物纳米晶自稳定皮克林乳液 ······················ 70

第四章　注射类制剂的制备与评价 ··· 74

第 1 节　易溶药物注射剂 ··· 74

　　※ 基础模块：普通溶液型注射剂 ································· 74

　　※ 进阶模块：冻干粉针剂 ······································· 82

　　※ 高端模块：注射用微球 ······································· 86

第 2 节　难溶药物注射剂 ··· 91

　　※ 基础模块：乳状液注射剂的制备 ······························ 91

　　※ 进阶模块：包合物的制备与表征 ······························ 94

　　※ 高端模块：胶束的制备与表征 ································· 97

第 3 节 靶向型注射剂的制备与评价·······························99
　　※ 基础模块：被动靶向注射剂（脂质体）的制备·············99
　　※ 进阶模块：主动靶向注射剂·······························104
　　※ 高端模块：生物膜纳米制剂·······························108
第五章　皮肤及腔道用制剂的制备与评价·························111
　第 1 节 眼用制剂的制备和质量评价····························111
　　※ 基础模块：眼膏剂、滴眼剂的制备························111
　　※ 进阶模块：眼用原位凝胶剂的制备·························114
　第 2 节 皮肤用制剂···116
　　※ 基础模块：氟康唑乳膏剂和软膏剂的制备···················117
　　※ 进阶模块：盐酸利多卡因可溶性微针的制备及表征···········122
第六章　前药制剂的制备与评价···································125
　　※ 基础模块：萘丁美酮分散片的制备························125
　　※ 进阶模块：双氯芬酸二乙胺贴剂的制备····················132
　　※ 高端模块：智能响应型紫杉醇纳米前药的制备···············137
第七章　设计性实验——药辅组合实验·····························140
第八章　虚拟仿真实验···146
　实验一 智能制剂工厂沙盘····································146
　实验二 药物制剂实训仿真系统·································150
　实验三 mRNA 仿生脂质纳米制剂智能制造虚拟仿真实验系统··············160
参考文献···171
附录··172

第一章　药剂学实验的要求及安全守则

第 1 节　实验室规范

为达到实验教学的预期目标，确保实验的顺利进行，学生必须遵守以下的实验规则。

1. 进入实验室前应认真学习实验室安全知识，明确实验室安全的具体要求和实施措施，通过实验室安全考核后方能进入实验室进行实验。实验过程中应时刻保持实验室安全意识，严防火灾、烧伤或中毒事故发生。

2. 实验前应认真预习实验相关内容，明确实验目的和实验要求，掌握实验原理、实验方法、操作步骤、安全注意事项等，对实验进行合理规划。

3. 进入实验室必须严格规范着装，如必须穿好实验服、禁止穿高跟鞋或拖鞋进入实验室、禁止长发披肩进入实验室等；同时不得在实验室进食饮水，不得将食品、饮料等带入实验室。

4. 实验中严格遵守操作规程，以严肃认真的科学态度进行操作，养成良好的实验习惯，保持实验室整洁安静。

5. 实验中应认真操作、细致观察、积极思考，如实做好原始记录，不得随意篡改、抄袭。

6. 爱护公物，实验仪器、试剂等应妥善保管存放和使用。公用试剂用完后应整理好并放回原位；如有仪器损坏，必须及时报告指导教师并登记。严禁将实验器材、实验试剂及实验成品擅自带离实验室。

7. 实验后，应将所用器材洗净并整齐地放回原处，清洁实验仪器，整理实验试剂并归位，整理并清洁本组实验台、实验架等，由指导教师检查后，方可离开实验室。

8. 每次实验后由各实验小组轮流值日，主要负责实验室卫生、实验废弃物的清理工作等，并将水、电、门窗关好，经指导教师验收后方可离开实验室。

9. 实验完成后，应根据原始记录，及时完成实验报告。结合理论知识，认真处理实验数据，积极查阅资料并仔细分析问题，按时交指导教师批阅。

第 2 节　实验室安全守则

1. 实验前应检查仪器是否无损，运行状态是否正常，在征求指导教师同意后，方可进行实验。

2. 实验进行时，应密切注意实验的进展情况，不得随意离开岗位。

3. 取用原辅料时应按规范做好防护，多取出的原辅料不得倒回原瓶中，以免污染。

4. 使用电炉时，使用人员不得离开，电炉周围不得摆放易燃、易爆物品和试剂，如塑料、纸张、乙醇、三氯甲烷等；注意电源线不能靠近电炉，以防电源线熔化，导致火灾、触电等事故。

5. 加热时，不得将加热的容器口朝向自己或他人；不得俯视正在加热的液体，以防液体溅出伤人。

6. 嗅闻气体时，应用手轻轻将少量气体扇向自己，不得直接对着瓶口或试管口嗅闻。

7. 凡涉及刺激性、恶臭、有毒气体的实验，应在通风橱内进行。

8. 使用易燃、易爆药品，应严格遵守操作规程，远离明火。一旦发生火灾事故，应及时据火情报警。

9. 浓酸、浓碱具有强腐蚀性，使用时要小心，切勿溅在衣服、皮肤及眼睛上。稀释浓硫酸时，应将浓硫酸慢慢倒入水中并搅拌，而不能将水倒入浓硫酸中。

10. 剧毒药品（如重铬酸钾、铅盐、砷的化合物、汞的化合物、氰化物等）不得入口或接触伤口，也不能将其倒入下水道，应按要求倒入指定容器内。

11. 实验室内严禁吸烟、饮食。实验结束，应处理好废弃物，关闭水、电，洗净双手，方可离开实验室。

第 3 节　实验报告要求

实验报告是对实验过程和结果的文字记录，通常具有正确性、客观性和可读性等特点。因此，实验人员首先应在实验报告中对实验过程和结果进行如实记录；随后对实验结果进行整理、计算和统计学分析；最后，根据得到的结果推导相应的实验结论并进行综合分析。常用的实验报告格式如下。

实验名称：

实验人：　　　　　　　　　　　实验日期：

温度：　　　　　　　　　　　　湿度：

一、实验目的和要求

二、实验原理

三、仪器与材料

四、实验内容

五、实验现象、数据记录与处理

六、实验讨论

七、实验结论

八、实验注意事项及其他补充说明等

第二章 典型给药途径的制剂基本设计与评价技术

为了满足不同的临床需求,往往应结合药物性质选择适宜的给药途径和剂型,设计适宜的药物制剂。根据适宜的给药途径对制剂进行合理设计,可实现增效减毒、提高稳定性及患者的顺应性等目的。在制剂研究中,往往需要根据具体的给药途径,确定制剂的设计策略、质量特征和关键指标、处方和制备工艺等。

给药途径有多种,其中临床最常用的给药途径包括口服给药、注射给药、经皮给药等。为协助本科学生快速了解相关领域的研究,本章主要针对上述三种具有一定代表性的给药途径,结合较为前沿的制剂研究进展,梳理并讨论研究中相应的制剂设计策略、典型评价方法和常用研究范式,为读者提供参考。

第1节 口服给药途径常见制剂研究

一、背景介绍

口服给药是应用最广泛的给药途径之一。在口服给药中,药物通过胃肠道吸收进入血液循环,使用方便,安全性较好,患者顺应性往往较好。为克服口服吸收屏障并进行更有效、可控的递送,研究者们开发了多种口服递药策略。本部分将结合部分已发表的最新研究工作,对用于口服给药的部分现代制剂的研究范式和常用方法进行讨论。

阅读材料中涉及纳米粒、自微乳、微丸及纳米晶自稳定皮克林(Pickering)乳液等口服递药系统,并对跨口服吸收屏障机制、不同疾病条件下胃肠道中蛋白冠对口服吸收的影响、固体制剂口服给药后的结构变化等口服递送的重要问题进行了研究。所递送的药物包括生物大分子、质子泵抑制剂、中药复方制剂等。

二、常规研究流程

文后所列出的阅读材料涉及细胞模型评价、体内外评价等,本部分主要梳理阅读材料中口服递药相关的典型实验和评价方法,为读者提供参考。

给药后制剂在胃肠道中的行为是口服递药系统评价的重要方面。固体制剂的崩解和溶出,制剂的药物释放、在胃肠道中的转运和分布等均是常见的考察项目,可根据具体制剂类型选择适宜的项目。由于胃肠道生理环境中特殊的 pH 和酶等因素容易使生物大分子等药物失活,也易对部分制剂的递药功能造成影响,因此在评价中研究者往往对相关问题进行重点关注。阅读材料 2.1 着重考察了肠溶包衣微丸在体内模型和模拟胃肠道生理环境的体外介质模型中结构变化的差别,使用同步辐射 X 射线微计算机断层扫描和扫描电子显微镜对给药后不同时间点肠溶微丸的结构变化进行观察和 3D 重建(阅读材料 2.1 图 2~图 7),并对微丸的圆整度、体积、孔隙容积、孔隙度等结构特性进行了表征(阅读材料 2.1 图 8、图 9);通过体内外结果的比较对模拟介质的设计进行了优化,提高了通过该模拟介质预测肠溶微丸体内行为的准确度。阅读材料 2.2 中在不同 pH 的释放介质中评价了载胰岛素纳米粒的释放情况(阅读材料 2.2 Fig. 2F、Supporting Information Fig. S4A-S4C)。对于胃肠道中的转运和分布,阅读材料 2.3 中使用了活体成像和胃肠道离体成像考察给药后不同时间点制剂在小鼠胃肠道内的转运情况(阅读材料 2.3 图 3、图 4)。此外,阅读材料 2.1 中则在不同时间点处死小鼠并解剖观察,计算出微丸在小鼠胃部的滞留比例(阅读材料 2.1 表 1、表 2)。

1. 模拟胃液的配制 为在体外条件下评测或评估制剂的可消化性、生物利用度、释放动力学特性及结构变化等性质,常构建体外模型以模拟体内胃肠道消化吸收情况,该方法具有节约成本和时间,提高实验重复率和准确性,便于人工监控等优点。

阅读材料 2.1 介绍了一种模拟胃液的制备方法:将 10 g 胃蛋白酶和 2 g NaCl 溶解于 5 mL HCl 溶液(37%,W/W)和 995 mL 纯化水中,并使用 1 mol/L HCl 溶液将体系 pH 调至 1。为了模拟胃肠道中的蠕动和摩擦,在上述介质中加入玻璃微珠并使其在溶出杯的底部形成堆积($c=50$ g/L),搅拌桨打开后,微丸可在玻璃微珠的顶层移动。溶出温度为 37℃,搅拌速度为 100 r/min。实验结果表明,在模拟胃液中加入胃蛋白酶和玻璃微珠可以更好地模拟体内环境。

2. 药物溶出/释放 片剂等固体制剂口服后往往需要经过崩解、溶出过程才能使药物通过上皮细胞膜吸收。对于难溶性药物或溶出速率很慢的药物,药物从固体制剂中的溶出或释放往往成为药物吸收过程中的限速阶段,可基于该行为对药动及药效性质进行调控。同时,由于胃肠道的特殊环境,部分药物的稳定性易受影响,也需要通过调节药物的溶出或释放行为以尽量保持其稳定性,如使药物在胃中少释放而在肠道等特定部位释放等。因此,研究中常对药物的溶出或释放速率进行调控和研究,如对缓释、控释、择时或定位释药制剂等的研究。

阅读材料 2.2 中考察了载胰岛素纳米粒在不同 pH 的释放介质中的释放情况(图 2-1),实验方法如下:将载胰岛素纳米粒溶解于 pH 分别为 5.0、6.8 和 7.4 的磷酸缓冲盐溶液(PBS)释放介质中,转移至透析袋(截留分子量=20 kDa)中,放入含有相应释放介质的容器并置于摇床上,设置转速为 60 r/min,温度为 37℃。在预定的时间点(0、0.5、1、1.5、2、4、6、8、10、12 h)从释放介质中取样,同时加入同温等量的新鲜介质。所取样品在 16 000×g 下离心 30 min,并通过高效液相色谱法(high performance liquid chromatography,HPLC)检测最终胰岛素浓度,制作释放曲线。

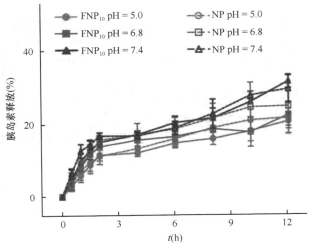

图 2-1　不同制剂在 pH 5.0、pH 6.8、pH 7.4 时胰岛素的释放行为（$n=3$）

（阅读材料 2.2 图 2F）

3. 活体成像、离体成像考察口服后胃肠道转运情况　在制剂研究中，可利用活体成像技术，通过对生物发光或荧光等的检测，对给药后不同时间点制剂在活体生物体内的行为进行监控。离体成像则是将动物在预设时间点处死后解剖取出目标组织，直接对特定组织的荧光、生物发光情况等进行离体检测。

阅读材料 2.3 中制备了 S1、S2 两种自微乳化给药系统（self-microemulsifying drug delivery systems，SMEDDS），并选用了上市制剂环孢素软胶囊作为对照，对给药后不同时间点制剂在小鼠胃肠道内的转运情况进行了活体成像及离体成像分析（图 2-2）。其中，图 A 是给予荧光标记 SMEDDS 后大鼠的活体成像，结果显示，两种制剂均在胃肠道中有较长时间的停留。图 B 为荧光强度随时间的定量图，荧光信号在前 2 h 略有增加，然后在 24 h 逐渐下降到较低水平，荧光最初的增加可能是由于分散和自微乳化过程。

阅读材料 2.3 中灌胃后解剖小鼠消化道的离体成像如图 2-3 所示。制备的两种 SMEDDS 表现出相似的胃肠道转运和滞留行为，给药 24 h 仍能观察到微弱荧光，表明其在胃肠道有较长时间的滞留。两种 SMEDDS 组胃排空均较快，荧光在给药后 0.5 h 出现在肠道中，2 h 出现在小肠各处。

在胃肠道转运的基础上，胃肠道对制剂的吸收也直接影响着口服递药的生物利用度，研究中常从体外、离体、体内等多个水平对制剂的胃肠道吸收进行考察。

体外评价中，常使用 Transwell 肠上皮模型，通过表观渗透系数等参数总体考察药物跨越肠上皮屏障的能力（阅读材料 2.2 图 4G、图 S6&S7，阅读材料 2.3 图 9，阅读材料 2.4 图 3A～D），以及向肠上皮不同方向的转运情况（阅读材料 2.5 图 4）及相关机制（阅读材料 2.5 图 5）。药物通过肠上皮屏障吸收入血的常见路径为跨细胞运输和细胞旁途径转运，在跨细胞运输中制剂在肠上皮细胞中的摄取、

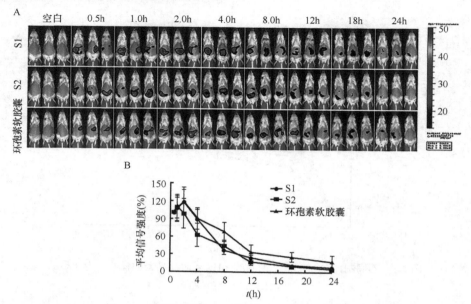

图 2-2　不同制剂灌胃给药后大鼠的活体成像图片

（阅读材料 2.3 图 3A、B）

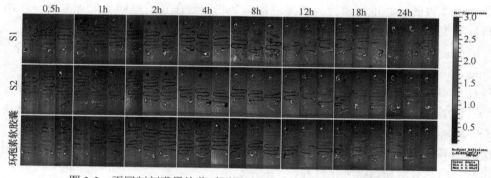

图 2-3　不同制剂灌胃给药后不同时间点大鼠胃肠道的离体成像图片

（阅读材料 2.3 图 4）

胞内转运和出胞等过程均会对跨细胞运输造成影响，因此研究常涉及细胞摄取机制及胞内转运、出胞行为等。例如，使用激光扫描共聚焦显微镜（confocal laser scanning microscope，CLSM）、流式细胞术、HPLC 等考察细胞的摄取情况（阅读材料 2.2 图 3B、C、F，阅读材料 2.3 图 8，阅读材料 2.4 图 4B，阅读材料 2.5 图 3）及细胞摄取机制（如阅读材料 2.2 图 3D～E，通过使用不同抑制剂处理后摄取的变化情况研究摄取机制；阅读材料 2.2 图 4A、B，通过制剂与特定受体的共定位情况研究摄取机制）；通过 CLSM 等考察制剂在胞内与溶酶体、高尔基体等不同细胞器和囊泡的共定位情况以研究其胞内转运行为（阅读材料 2.2 图 4C～F，阅读材料 2.4 图 4I～P）；通过 CLSM 等考察制剂在肠上皮细胞顶侧和基底侧的出胞情况（阅读材料 2.4 图 4E～H）等。由于制剂跨越肠上皮的机制除通过肠上皮跨细胞运输外，还包括打开肠上皮紧密连接以实现细胞旁途径转运等方式，因此研究中还常设计具有相关功能的制剂并考察其对肠上皮紧密连接的影响（阅读材料 2.4 图 3E）。

4. Transwell 肠上皮模型的构建 构建 Transwell 肠上皮模型时，将 Transwell 小室安装在相匹配的孔板内，Transwell 小室内称为上室，孔板内称为下室或基底室等，上室和下室分别对应肠腔侧和基底侧。小室底部常由含不同孔径的微孔的聚碳酸酯膜等材料构成，将研究的细胞种在 Transwell 小室底部直至形成肠上皮模型，上下层培养液由细胞与含微孔的小室底部相隔，可从细胞水平上来模拟评价药物等对肠道上皮的穿过、转移、吸收等能力。常用于构建 Transwell 肠上皮模型的细胞包括人上皮性结直肠腺癌 Caco-2 细胞，人结肠腺癌黏液分泌细胞 HT29-MTX，人 B 淋巴瘤 Raji 细胞等，可构建单一细胞模型或多种细胞共培养模型。除肠上皮模型外，不同孔径和不同材料的 Transwell 小室还可以进行共培养、细胞迁移和侵袭等多种研究。

阅读材料 2.2 中使用了 Caco-2 细胞模型评价制剂的跨肠上皮转运行为。研究中使用了高表达或低表达质子偶联叶酸转运体（proton coupled folate transporter，PCFT）的两种 Caco-2 细胞分别构建肠上皮单层模型，使用异硫氰酸荧光素（fluorescein isothiocyanate，FITC）标记的胰岛素（insulin）作为模型药物，使用叶酸修饰/未修饰的壳聚糖材料制备载药纳米粒（FNP/NP），在上室中给药后，分别于 0、15、30、45、60、90、120 min 从下室液体中取出 200 μL 样品进行检测并计算表观渗透系数，同时补入 200 μL 新鲜 Hanks 平衡盐溶液以保持恒容。使用下式计算表观渗透系数（P_{app}）：

$$P_{app} = \frac{dQ}{dt} \times \frac{1}{A \times C_0}$$

式中，dQ/dt 为药物或制剂从上室（顶侧）到下室（基底侧）的通量（转运速率），A 为 Transwell 小室底部的膜面积（cm^2），C_0 为顶侧药物或制剂的初始浓度。P_{app} 表示药物或制剂在某部位或膜的转运能力。

如图 2-4 所示，在高表达（High）PCFT 的 Caco-2 细胞模型中，FNP 跨 Caco-2 细胞单层的 P_{app} 为 4.15×10^{-6} cm/s，分别是 NP 和游离胰岛素的 2.2 倍和 18.1 倍。低表达（Low）PCFT 的 Caco-2 细胞模型中，FNP 的 P_{app} 与高表达组相比大幅降低。

此外，该研究还使用游离叶酸（folic acid，FA）对 Caco-2 细胞中的 PCFT 进行预

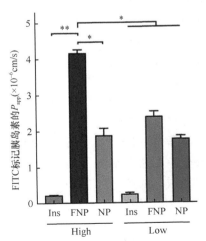

图 2-4 不同载胰岛素制剂在 Caco-2 细胞模型中的表观渗透系数（$n=3$）

$*P < 0.05$；$**P < 0.01$（阅读材料 2.2 图 4G）

饱和（图 2-5），预饱和后的跨膜转运结果显示 FNP 的 P_{app} 显著降低，证明 FNP 的跨膜转运确实与 PCFT 有关。同时，研究还监测了 FNP 或 NP 处理前后 Caco-2 细胞单层的跨膜电阻（TEER）（图 2-6），以确认紧密连接的完整性，结果提示制剂较强的跨膜转运能力来源于跨细胞运输而不是细胞旁路转运。

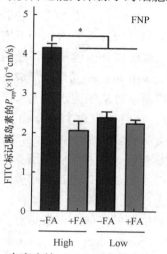
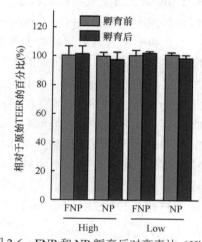

图 2-5　在高表达（High）和低表达（Low）
PCFT 的 Caco-2 细胞模型上对该转运体进行预
饱和后 FNP 的表观渗透系数（n=3）
*P＜0.05（阅读材料 2.2 图 S6）

图 2-6　FNP 和 NP 孵育后对高表达（High）
和低表达（Low）PCFT 的 Caco-2 细胞模型
TEER 的影响（n=3）
（阅读材料 2.2 图 S7）

　　阅读材料 2.4 同样使用了 Caco-2 细胞单层模型探讨吸附不同肠道蛋白冠（IPC）后对聚苯乙烯（PS）纳米粒肠上皮转运行为的影响（图 2-7），结果证明不同的疾病特异性 IPC 蛋白可对纳米粒的跨上皮转运行为产生不同影响，而对 TEER 的影响无显著差异。

　　阅读材料 2.3 使用了 Caco-2，Caco-2/HT29-MTX 及 Caco-2/HT29-MTX/Raji 肠上皮模型对制剂在肠上皮细胞中的摄取和转运进行评价（图 2-8）。在 Caco-2/HT29-MTX 共培养模型中，Caco-2 和 HT29-MTX 细胞以 7∶3 的比例混合接种，连续培养 21 天至 TEER 达到 300 Ω/cm^2，形成完整的细胞单层；在 Caco-2/HT29-MTX/Raji 模型的构建中，在 Caco-2/HT29-MTX 模型的基础上，在基底侧添加 Raji 细胞共培养 4～5 天以诱导模型分化出 M 样细胞，继续培养至 TEER 降至 250 Ω/cm^2。在上室中给药后，于预定时间点在激光扫描共聚焦显微镜下观察细胞荧光评价制剂摄取，或在下室液体中取样检测荧光值评价制剂的跨膜转运。

　　阅读材料 2.5 中构建了 Caco-2 细胞模型，并考察了通脉方活性成分的不同制剂向不同方向的跨膜转运情况和外排率（efflux ratio，ER）（图 2-9）。

　　5. 细胞摄取及摄取机制的考察　许多药物需要进入细胞内才能更有效地发挥作用，因此常需要设计不同策略将药物更好地递送至细胞内部，并通过细胞摄取实验评价实际递送入胞的效果。细胞可通过吞噬作用、胞饮作用、受体介导内吞

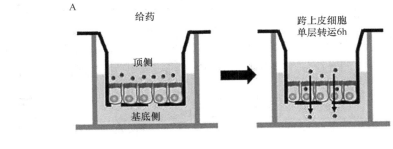

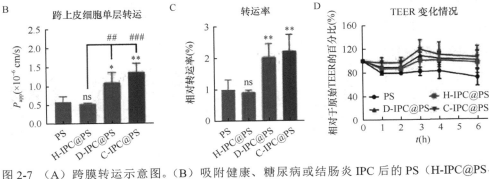

图 2-7 （A）跨膜转运示意图。（B）吸附健康、糖尿病或结肠炎 IPC 后的 PS（H-IPC@PS、D-IPC@PS、C-IPC@PS）跨 Caco-2 细胞模型的表观渗透系数（$n=3$），对照 PS 组 *$P<0.05$，**$P<0.01$；对照 H-IPC@PS 组 ##$P<0.01$，###$P<0.001$。（C）不同制剂的相对跨膜转运量（$n=3$）对照 PS 组 **$P<0.01$。（D）不同制剂模型对 TEER 的影响（$n=5$）

（阅读材料 2.4 图 3A～D）

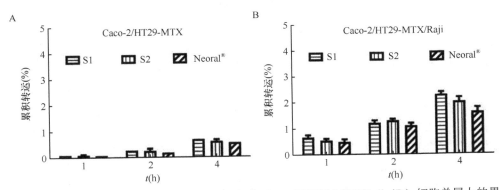

图 2-8　SMEDDS 在 Caco-2/HT29-MTX（A）和 Caco-2/HT29-MTX/Raji（B）细胞单层上的累积转运与时间的关系（$n=3$）

（详见阅读材料 2.3 图 9）

作用等多种不同机制将外界物质引入细胞内部，在研究中常需对摄取机制进行考察，厘清递药系统入胞的原理。

　　阅读材料 2.2 中使用 CLSM 考察 Caco-2 细胞中纳米粒的细胞摄取情况及其机制（图 2-10）。CLSM 可以获得某一个焦面附近的荧光信息并排除焦面外荧光信息的干扰，具备较传统荧光显微镜更高的成像分辨率，能进行亚细胞结构、细胞器等水平的观测。使用荧光探针对样品进行标记后，可得到细胞或组织内部微细结构的荧光图像，观察细胞的形态变化或生理功能的改变。

阅读材料 2.2 研究比较了不同叶酸修饰率对纳米粒摄取的影响及细胞上 PCFT 不同的表达水平对纳米粒摄取的影响。研究中还进一步使用了各种不同入胞通路

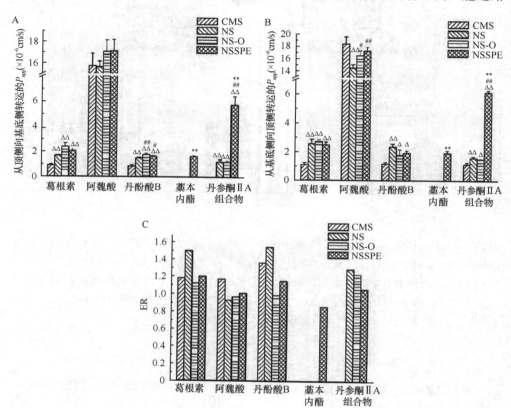

图 2-9　（A）通脉方活性成分的不同制剂从 Caco-2 细胞模型顶侧向基底侧转运的表观渗透系数；（B）通脉方活性成分的不同制剂从 Caco-2 细胞模型从基底侧向顶侧的表观渗透系数；（C）各制剂的外排率（ER）（$n=4$）

对照 CMS 组 $^{\triangle}P<0.05$，$^{\triangle\triangle}P<0.01$；对照 NS 组 $^{\#}P<0.05$，$^{\#\#}P<0.01$；对照 NS-O 组 $^{**}P<0.01$（阅读材料 2.5 图 4）

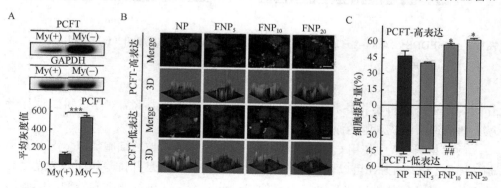

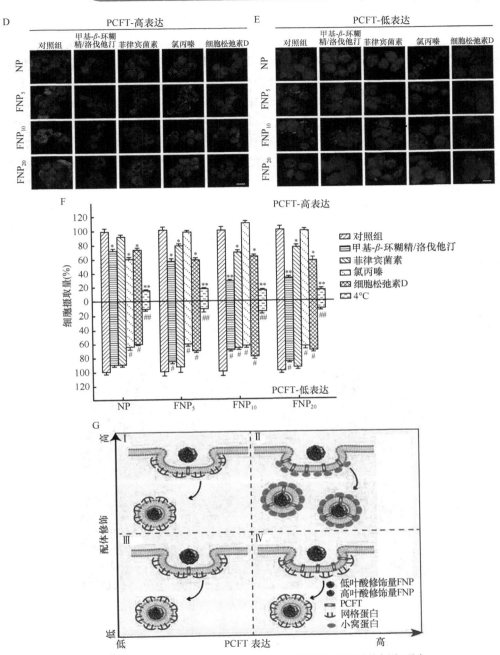

图 2-10　不同 PCFT 表达水平的 Caco-2 细胞对纳米粒的摄取研究

A. 杨梅素（myricetin，My）处理后降低了细胞的 PCFT 表达水平，成功构建了低表达 PCFT 的 Caco-2 细胞模型（$n=6$）；B. 不同 PCFT 表达水平的 Caco-2 细胞摄取不同叶酸修饰率纳米粒的 CLSM 图像和 3D 图像；C. 摄取量（$n=3$）对照高表达 PCFT-FNP$_5$，*$P<0.05$；对照高表达 PCFT-FNP$_{10}$ ##$P<0.01$；D，E. 不同摄取抑制剂处理后 PCFT 高表达细胞及低表达细胞对不同叶酸修饰率纳米粒的摄取图像（标尺=10 μm）；F. 摄取量分析（$n=3$），对照高表达 PCFT-对照组 *$P<0.05$，**$P<0.01$；对照低表达 PCFT-对照组 #$P<0.05$，##$P<0.01$；G. 纳米粒入胞机制示意图（阅读材料 2.2 图 3）

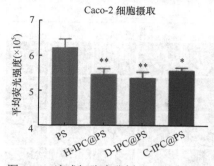

图 2-11　流式细胞术分析 Caco-2 细胞对
不同纳米粒的摄取情况（$n=3$）

$*P<0.05$，$**P<0.01$ 对照 PS 组（阅读材料 2.4
图 4B）

的抑制剂，考察不同抑制剂作用后细胞摄取的变化情况，从而分析其可能的摄取机制。

阅读材料 2.4 中使用流式细胞术（flow cytometry，FCM）对不同纳米粒在 Caco-2 细胞中的摄取进行了定量分析（图 2-11）。流式细胞术可对于处在快速直线流动状态中的单列细胞或生物颗粒进行逐个、多参数、快速的定性、定量分析或分选，可用于细胞群比例测定、表型测定、细胞因子检测、细胞增殖、细胞凋亡、细胞周期、细胞吞噬功能等多种研究。在递药系统细胞摄取的研究中，流式细胞术是常用的评价手段之一。

阅读材料 2.3 中也使用 CLSM 考察了 Caco-2 和 Caco-2+HT29-MTX 两种细胞模型上的制剂摄取情况（图 2-12 及彩图）。图像中红色信号代表制剂，蓝色信号代表细胞核，通过 X-Y、X-Z 及 Y-Z 方向的扫描，可对制剂在细胞单层内的空间位置进行考察。此外，Z 轴扫描中细胞单层基底侧（BL）的红色信号证明制剂实现了跨细胞单层转运。

图 2-12
彩图

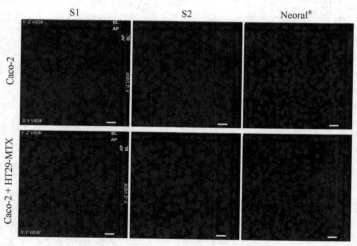

图 2-12　Caco-2 和 Caco-2+HT29-MTX 细胞单层模型中制剂摄取情况（标尺=20 μm）

（阅读材料 2.3 图 8C）

阅读材料 2.5 中则使用了高效液相色谱法测定了 Caco-2 细胞对通脉方固体药效组分不同制剂的摄取量（图 2-13）。

6. 胞内转运的考察　部分研究中需要考察制剂在细胞内的转运过程，以更加准确地评估药物是否能在适宜的时间、通过适宜的途径达到目标靶点。

阅读材料 2.2 中使用 CLSM 考察了 FNP、NP 分别与质子偶联叶酸转运体（PCFT）及溶酶体、高尔基体的共定位情况（图 2-14），结果证明在不同 PCFT 表达水平的细胞模型中，叶酸修饰在不同程度上改变了纳米粒的胞内转运行为。

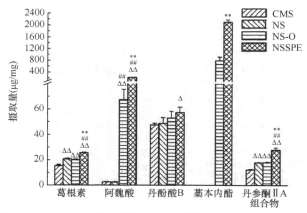

图 2-13　Caco-2 细胞对通脉方固体药效组分的摄取量（*n*=5）

对照 CMS 组 $^{\triangle}P<0.05$，$^{\triangle\triangle}P<0.01$；对照 NS 组 $^{\#\#}P<0.01$；对照 NS-O 组 $^{**}P<0.01$（阅读材料 2.5 图 3）

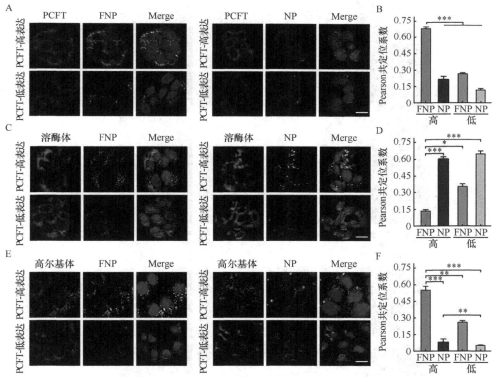

图 2-14　（A，B）纳米粒与 PCFT 的共定位图像（标尺=10 μm）（A）及 Pearson 共定位系数（*n*=3）（B）；（C，D）纳米粒与溶酶体的共定位图像（标尺=10 μm）（C）及 Pearson 共定位系数（*n*=3）（D）；（E，F）纳米粒与高尔基体的共定位图像（标尺=10 μm）（E）及 Pearson 共定位系数（*n*=3）（F）

$^{*}P<0.05$，$^{**}P<0.01$，$^{***}P<0.001$（阅读材料 2.2 图 4A～F）

　　阅读材料 2.2 中也使用 CLSM 考察了不同纳米粒与不同阶段的转运囊泡及部分细胞器的共定位效率（图 2-15）。

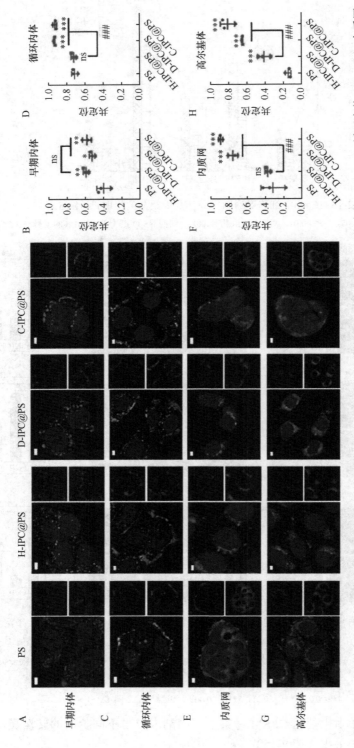

图 2-15　纳米粒与部分转运囊泡及细胞器的共定位图像及 Pearson 共定位系数（$n=3$）。（A、B）早期内体、（C、D）循环内体、（E、F）内质网、（G、H）高尔基体（标尺=5 μm）

对照 PS 给药组 *$P<0.05$、**$P<0.01$、***$P<0.001$；对照 H-IPC@PS 组 ###$P<0.001$（阅读材料 2.4 图 4I~P）

7. 出胞行为的考察 部分制剂不仅能将药物递送入细胞，还可能经由细胞被排出。例如，口服吸收中部分制剂通过肠上皮吸收的跨细胞运输即自细胞单层顶侧入胞后，再经由基底侧出胞的过程。

内吞作用后，NP 的基底外侧胞吐作用决定了跨上皮转运效率。双向的胞吐作用研究（图 2-16A）表明 D-IPC@PS 和 C-IPC@PS 与 PS 相比，明显加速了基底侧胞吐，同时减少了顶侧胞吐（图 2-16B）。相反 H-IPC@PS 没有增加。计算相对基底侧胞吐率（图 2-16C）、PS 和 H-IPC@PS 分别为 14.2% 和 15.5% D-IPC@PS 和 C-IPC@PS 提高到 44.3% 和 50.7%D-IPC@PS 和 C-IPC@PS 与 PS 和 H-IPC@PS。细胞单层的 3D 扫描图像（2-16D）显示 PS 和 H-IPC@PS 分布于根尖区较多，但 D-IPC@PS 和 C-IPC@PS 优选在胞吐过程中转运到基底外侧。这些结果证实，两种疾病特异性 IPC 改善了原始 PS 的单向转运，从而增强了基底外侧胞吐，而 H-IPC 不具有这一优势。

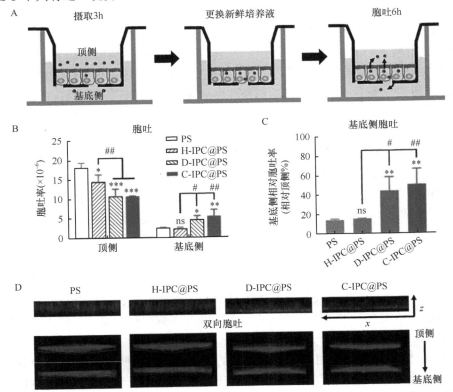

图 2-16 （A）包含双向转运的胞吐示意图。（B）在 Caco-2 细胞单层上 PS 和 3 种 IPC@PS 的顶侧和基底侧胞吐率，$*P<0.05$，$**P<0.01$，$***P<0.001$ 对照 PS 给药组，ns 无显著差异。$^{\#}P<0.05$，$^{\#\#}P<0.01$ 对照 H-IPC@PS 组。（C）基底侧相对胞吐率，$**P<0.01$ 对照 PS 给药组。$^{\#}P<0.05$，$^{\#\#}P<0.01$ 对照 H-IPC@PS 组。（D）PS 和 3 个 IPC@PS 给药组在 Caco-2 细胞单层上的 3D-CLSM 图像

（阅读材料 2.4 图 4E～H）

8. 肠上皮紧密连接的表征　肠上皮细胞间的紧密连接在维持肠上皮屏障的完整性中起着重要作用，同时也是细胞旁途径转运的重要限制因素。在口服递药的研究中，常需要对紧密连接进行考察，从而评估制剂的口服吸收机制及制剂对肠上皮生理功能的影响等。例如，阅读材料 2.4 中使用 CLSM 考察了不同纳米粒对 Caco-2 细胞单层紧密连接蛋白 Claudin-1（绿）的影响（图 2-17 及彩图）。

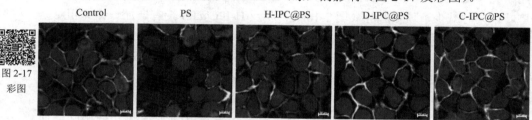

图 2-17　不同纳米粒对 Caco-2 细胞单层中 Claudin-1 蛋白的影响（标尺=10 μm）

（阅读材料 2.4 图 3E）

　　体内及离体评价中，可通过在体肠吸收（阅读材料 2.2 图 5B、C）、离体肠吸收（阅读材料 2.4 图 3J～L）等方法评价制剂在不同肠段中的摄取能力。例如阅读材料 2.2 中使用了双光子显微镜对制剂在小肠中的摄取情况进行了在体观察（阅读材料 2.2 图 5A，影像 S1-S5）。肠组织切片也常用于对制剂肠道摄取情况的评价（阅读材料 2.3 图 7；阅读材料 2.4 图 3H）。可使用药代动力学评价考察口服递药系统的综合递药行为（阅读材料 2.2 图 5F；阅读材料 2.3 图 6；阅读材料 2.4 图 3I），也可根据所递送的主药设计相应的药效实验考察综合递药效果（阅读材料 2.2 图 5E，考察递送胰岛素后小鼠的血糖水平）。阅读材料 2.3 中还使用了活体成像、离体成像考察药物口服后在小鼠体内及小鼠不同组织中的分布情况（阅读材料 2.3 图 3、图 5）。除上述方法外，常用的评价肠吸收的方法还有许多，建议感兴趣的读者自行查阅相关文献了解。

9. 在体肠吸收研究　在体肠吸收在动物整体水平上进行研究，能够较为准确地反映药物在肠道的真实吸收情况，但影响因素较复杂，且个体差异往往较大。阅读材料 2.2 中利用双光子显微镜对制剂在大鼠小肠的吸收进行了在体评价（图 2-18），监测并对比了不同时间点、不同制剂在糖尿病大鼠和正常大鼠小肠中的吸收情况。

　　阅读材料 2.4 中使用组织切片对制剂的肠吸收进行了研究（图 2-19 及彩图）。研究制备了荧光标记的制剂（红色），大鼠经口服给药后，将十二指肠、空肠、回肠等组织制成组织切片，使用 4′, 6-二脒基-2-苯基吲哚（4′, 6-diamidino-2-phenylindole，DAPI）（蓝色）标记细胞核，并通过 CLSM 考察组织中的荧光分布情况，从而对制剂的肠吸收进行评估。

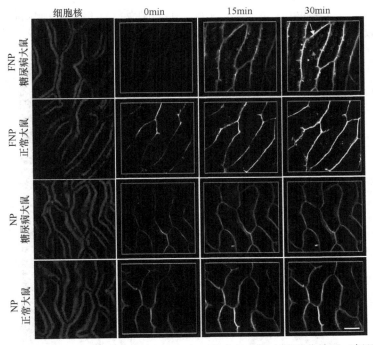

图 2-18　不同时间点两种制剂在糖尿病大鼠和正常大鼠小肠中的吸收情况（标尺=30 μm）

（阅读材料 2.2 图 5A）

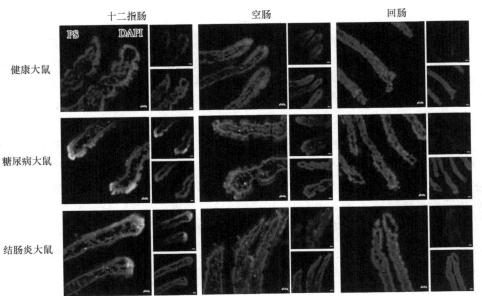

图 2-19
彩图

图 2-19　制剂在健康大鼠、糖尿病大鼠和结肠炎大鼠不同肠段的吸收情况（标尺=20 μm）

（阅读材料 2.4 图 3H）

　　阅读材料 2.3 中也使用 CLSM 考察了不同制剂（红色）经原位灌注后在空肠部位的吸收，蓝色表示细胞核（图 2-20 及彩图）。

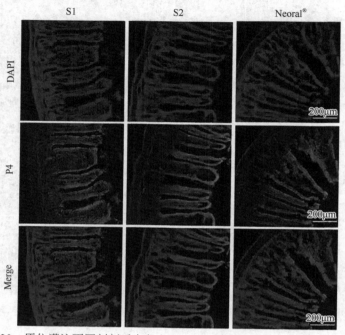

图 2-20
彩图

图 2-20　原位灌注不同制剂后大鼠空肠切片的 CLSM 图像（标尺=200 μm）

（阅读材料 2.3 图 7）

　　10. 离体肠吸收研究　在离体肠吸收评价中，可采取分离部分肠黏膜或肠段等手段评价药物吸收情况，与体内吸收考察相比，操作较为简单、试验周期较短，但离体组织的活性及生理功能与体内环境中可能存在一定差异。

　　阅读材料 2.4 中使用来自健康大鼠、糖尿病大鼠或结肠炎大鼠的十二指肠、空肠和回肠进行了离体肠吸收研究（图 2-21A）。

　　11. 药代动力学评价　药代动力学主要研究体内药物浓度随时间变化的规律等内容，涉及药物在体内的吸收（absorption）、分布（distribution）、代谢（metabolism）和排泄（excretion）等多个过程，药代动力学评价结果可为制剂的研究和使用提供重要指导。

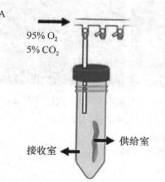

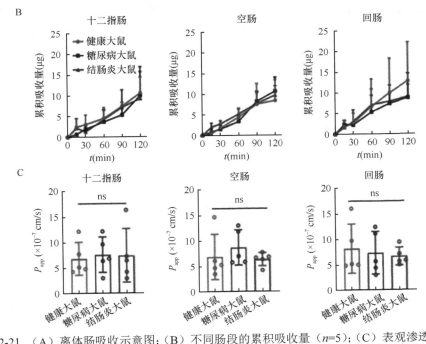

图 2-21　（A）离体肠吸收示意图；（B）不同肠段的累积吸收量（$n=5$）；（C）表观渗透系数（$n=5$），与健康组相比无显著性差异

（阅读材料 2.4 图 3J～L）

阅读材料 2.2 中考察了给予口服不同胰岛素制剂及皮下注射胰岛素溶液后，糖尿病大鼠和正常大鼠的血清胰岛素水平与时间的关系（图 2-22），证明 FNP 有助于糖尿病大鼠的口服胰岛素递送。同时，也通过药效实验考察了胰岛素不同制剂的综合降血糖效果。

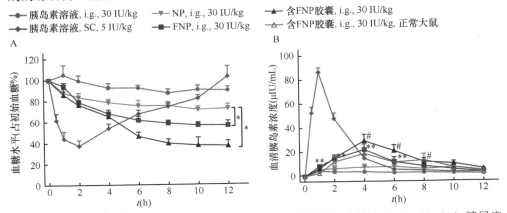

图 2-22　（A）糖尿病大鼠和正常大鼠给予不同胰岛素制剂后的血糖水平（$n=6$）；（B）糖尿病大鼠和正常大鼠给予不同胰岛素制剂后的血清胰岛素水平（$n=6$）

$*P<0.05$ 与 $**P<0.01$ 为对照 NP 组；$\#P<0.05$ 为对照含有 FNP 的肠溶胶囊给药的正常大鼠（详见阅读材料 2.2 图 5E、F）

阅读材料 2.4 中研究了健康、糖尿病和结肠炎 SD 大鼠口服纳米制剂后的药代动力学（图 2-23），并根据药代动力学曲线计算了曲线下面积（area under the curve，AUC），证明糖尿病和结肠炎大鼠口服该纳米制剂的肠吸收更强。

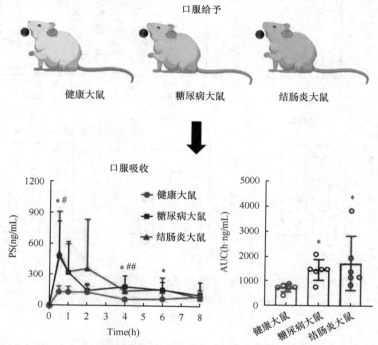

图 2-23　健康、糖尿病和结肠炎大鼠口服纳米制剂后的药代动力学研究（*n*=6）

PS.*P＜0.05，健康组对比糖尿病组；#P＜0.05，##P＜0.01，健康组对比结肠炎组；AUC 曲线中，*P＜0.01 对比健康组

（详见阅读材料 2.4 图 3I）

当然，除上述研究性论文中涉及的评价方法外，较传统的口服制剂（如片剂等）已有成熟的质量评价规范，常见的质量评价项目包括但不限于粉体的粒径、密度、流动性、干燥失重、吸湿性、比表面积、压缩性等，固体制剂药物与辅料相容性、片剂的崩解时限、脆碎度、溶出速率、释放度等。由于这些质量评价项目在《中国药典》及各类药剂学教材中均有详细且标准的介绍，故本书不再赘述。

三、阅读材料

2.1 Sun H, He S, Wu L, et al. Bridging the structure gap between pellets in artificial dissolution media and in gastrointestinal tract in rats. Acta Pharm Sin B, 2022, 12(1): 326-338.

2.2 Li J, Zhang Y, Yu M, et al. The upregulated intestinal folate transporters direct the uptake of ligand-modified nanoparticles for enhanced oral insulin delivery. Acta Pharm Sin B, 2022, 12(3): 1460-1472.

2.3 Xia F, Chen Z, Zhu Q, et al. Gastrointestinal lipolysis and trans-epithelial transport of

SMEDDS via oral route. Acta Pharm Sin B, 2021, 11(4): 1010-1020.

2.4 Wu J, Xing L, Zheng Y, et al. Disease-specific protein corona formed in pathological intestine enhances the oral absorption of nanoparticles. Acta Pharm Sin B, 2023, 13(9): 3876-3891.

2.5 张继芬, 叶鑫, 王艳华, 等. 通脉方药效组分纳米晶自稳定 Pickering 乳剂的制备、表征及 Caco-2 细胞模型评价. 药学学报, 2023, 58(1): 208-216.

第 2 节　注射给药途径常见制剂研究

一、背景介绍

在静脉注射中, 药物直接进入血液循环, 治疗效果确切、起效快。同时, 由于直接进入血液循环, 静脉注射制剂也需要科学的制剂设计和严格的质量控制。近年来, 用于静脉注射的现代制剂得到了广泛而深入的研究, 靶向递药策略、仿生制剂递药策略等多种静脉注射现代制剂设计策略得到了开发。为协助本科学生快速了解相关领域的研究, 本部分将结合部分已发表的最新研究工作, 对用于静脉注射的部分现代制剂的研究范式和常用方法进行讨论。

阅读材料中涉及纳米粒、脂质体、胶束等现代递药系统, 以及生物膜包裹的仿生制剂设计策略、"micro-to-nano"的逐级靶向递送策略、刺激响应性靶向递送策略、序贯释药和联合给药策略等药物递送策略, 所递送的药物包括生物分子[小干扰 RNA(small interfering RNA, siRNA)、PD-1/PD-L1 抑制剂等]、小分子免疫治疗药物、化疗药物、抗真菌药物等。

二、常规研究流程

上述阅读材料所涉及的递药系统均属于微粒给药系统的范畴, 主要包括微粒给药系统的构建, 以及微粒给药系统的递药功能评价等内容。

在微粒给药系统的构建中, 相关研究主要涵盖材料获取与表征、制剂制备、制剂学评价等方面的内容。其中材料合成和制剂制备方法各有特色, 在此不逐一详细介绍, 主要归纳相关评价方法, 为读者提供参考。

根据药物递送的目的, 上述研究合成了具有靶向性的导向分子、具有酶响应性的连接臂、具有谷胱甘肽/pH 响应性的载体材料-药物偶联物等, 并提取获得了肿瘤细胞膜、巨噬细胞膜等生物来源的膜材料, 用于构建具备归巢效应、免疫细胞逃逸功能的仿生载体。上述研究使用了薄层色谱法(thin-layer chromatography, TLC)、高效液相色谱(high performance liquid chromatography, HPLC)、基质辅助激光解吸飞行时间质谱(matrix-assisted laser desorption ionization-time of flight mass spectrometry, MALDI-TOF MS)、核磁共振(nuclear magnetic resonance, NMR)等手段评价材料是否成功合成, 使用了表面等离子共振(surface plasmon resonance, SPR)等手段评价导向分子与靶受体的亲和性。用于递药系统构建的材料的设计各有特色，因此往往需要不同的评价手段来评价所设计材料的特定功能。

　　获取材料并制备递药系统后，需要对其进行制剂学评价，包括粒径、电位、形态、载药量和包封率、释放特性、稳定性等方面。上述研究中，使用了动态光散射（dynamic light scattering，DLS）测定载体的粒径分布和多分散性指数（polydispersity index，PDI），利用动态光散射结合多普勒效应测定 Zeta 电位，使用透射电子显微镜（transmission electron microscope，TEM）、扫描电子显微镜（scanning electron microscope，SEM）等手段观察制剂形态（如阅读材料 2.6 图 1B、C，图 S1A、B；阅读材料 2.7 图 1D、H；阅读材料 2.8 图 S4、S5，图 3B；阅读材料 2.9 图 1A、B）。载药量和包封率的具体测定方法需结合药物自身的理化性质（如亲水性等）和测量方法进行设计。例如，阅读材料 2.7 中使用琼脂糖凝胶电泳验证 siRNA 的包载情况（阅读材料 2.7 图 1E、K），阅读材料 2.9 中使用 HPLC 验证紫杉醇和雷帕霉素的包载情况，使用荧光分光光度计验证荧光探针香豆素 6（coumarin 6，C6）和 DiR 的包载情况。药物释放根据具体药物可选用透析法等进行测量（如阅读材料 2.6 图 S1C；阅读材料 2.7 图 S7；阅读材料 2.9 图 1D）。部分制剂采用刺激响应性释放策略进行设计，在评价药物释放时往往需要对比不同释放条件下的药物释放情况，以证明制剂刺激响应性释放的功能（如阅读材料 2.7 图 1F、G）。

　　1. 动态光散射测量粒径、多分散系数、电位　　动态光散射（dynamic light scattering，DLS）是用于确定溶液样品中悬浮体或聚合物中颗粒尺寸和半径分布最常用的分析方法之一。动态散射光纳米粒度仪检测 Zeta 电位的大致原理为：通过电化学原理将 Zeta 电位的测量转化成带电粒子淌度的测量，而粒子淌度的测量则是通过动态光散射，运用入射光波的多普勒效应测得。

　　PDI 用于描述聚合物分子量分布。PDI 越大，分子量分布越宽；PDI 越小，分子量分布越均匀。

　　Zeta 电位一般用来评价或预测微粒分散体系的物理稳定性，一般 Zeta 电位绝对值越高，其粒子间的静电斥力也就越大，物理稳定性也就越好。

　　例如，阅读材料 2.7 中使用 DLS 测定了递药系统的粒径，多分散性指数和 Zeta 电位（图 2-24）。

　　2. 透射电子显微镜和扫描电子显微镜　　TEM 使用透射电子扫描样品，收集透过样品的电子，提供样品的内部结构状态，具有较高的分辨率，可观察纳米粒子等材料的尺寸和结构（图 2-25）。SEM 可获取样品表面及组成信息，并可进行三维形貌的观察和分析（图 2-26）。

　　3. 载药量和包封率　　载药量和包封率是反映微球制剂中药物含量的重要指标，具体测定方法需结合药物自身的理化性质（如亲水性）和测量方法进行具体设计。

　　例如，阅读材料 2.7 中使用了琼脂糖凝胶电泳验证 siRNA 的包载情况（图 2-27）。琼脂糖凝胶电泳是一种电泳形式，用于根据核酸（DNA 或 RNA）片段的大小进行分离。当施加电流时，带负电的 DNA/RNA 通过琼脂糖凝胶的孔隙

向凝胶带正电的一端迁移，较小的片段迁移较快。由此产生的条带可以在紫外线
灯下观察。

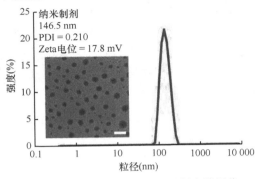

图 2-24　制剂的粒径分布及透射电镜图像

（阅读材料 2.7 图 1D）

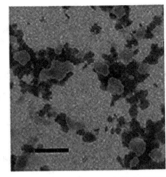

图 2-25　不同脂质体的粒径及透射
电子显微镜图像（比例尺=200 nm）

（阅读材料 2.6 图 1B）

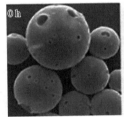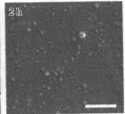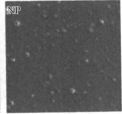

图 2-26　DLS 及扫描电子显微镜考察纳米粒经基质金属蛋白酶-3 处理不同时间后的变化

（比例尺=5 μm）

（阅读材料 2.8 图 3B）

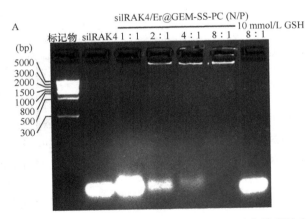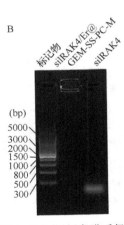

图 2-27　（A）不同 N/P 条件下载 siRNA 制剂的琼脂糖凝胶电泳考察；（B）制剂裹膜后仍能有
效包载 siRNA

（阅读材料 2.7 图 1E、K）

4. 药物释放　研究中常使用透析法评价药物的体外释放情况。例如，阅读材料 2.6 中使用了截留分子量（molecular weight cut-off，MWCO）500 kDa 的透析袋测定脂质体的累积释放行为（图 2-28），阅读材料 2.9 中使用了 MWCO=14 000 Da 的透析袋，以 1.0 mol/L 水杨酸钠为释放介质测定了 37℃下的药物释放（图 2-29）。该类实验通常流程如下：将药物放入透析袋中后，将透析袋置于一定温度、适宜释放的介质中透析，在预设时间点取出介质并补入同温同体积的新鲜介质，测定样品中药物含量以计算累积释放率。

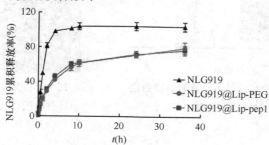

图 2-28　脂质体的体外释药行为（n=3）

（阅读材料 2.6 图 S1C）

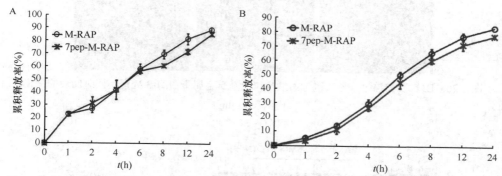

图 2-29　（A）雷帕霉素胶束在 37℃条件下，1.0 mol/L 水杨酸钠中的体外释放行为（n=3）；
（B）紫杉醇胶束在 37℃条件下，1.0 mol/L 水杨酸钠中的体外释放行为（n=3）

（阅读材料 2.9 图 1D、S7）

部分制剂采用刺激响应性释放策略进行设计，因此在评价药物释放时往往需要对比不同释放条件下的药物释放情况，以考察制剂刺激响应性释放的功能。例如阅读材料 2.7 中考察了不同谷胱甘肽（GSH）浓度及 pH 条件下触发的不同药物释放行为（图 2-30）。

在构建微粒递药系统后，需对微粒给药系统的递药功能进行评价。在递药系统功能评价中，常构建体外模型、体内模型对其进行评价。

构建体外模型可用于给药系统自身递送药物的能力评价，以及治疗效果的评价。递药能力的评价根据递药策略的设计各有不同，其中递药系统在细胞水平的摄取情况分析较为常见，流式细胞术常被用于定量评价（如阅读材料 2.6 图 2A、

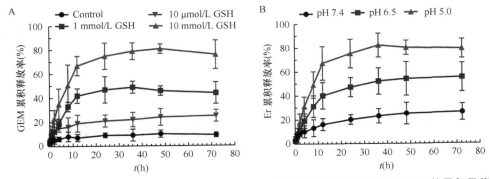

图 2-30　（A）不同 GSH 浓度（0～10 mmol/L）触发的制剂对吉西他滨（GEM）的累积释药
曲线；（B）不同 pH（5.0，6.5，7.4）下制剂对厄洛替尼（Er）的累积释放曲线

（阅读材料 2.7 图 1F、G）

B；阅读材料 2.8 图 3D、F；阅读材料 2.9 图 2A），荧光成像手段（如倒置荧光显
微镜、激光共聚焦显微镜等）常被用于定性、半定量评价（如阅读材料 2.8 图 3C；
阅读材料 2.9 图 2B）。部分研究中会对细胞摄取递药系统的机制进行评价，如阅读
材料 2.7 中使用了人平衡型核苷转运蛋白 1（hENT1）抑制剂，考察抑制 hENT1 后
的细胞对吉西他滨摄取的变化情况，研究使用纳米粒包载吉西他滨后药物入胞机
制的变化情况（阅读材料 2.7 图 2B）。在评价细胞水平的摄取情况后，常对药物的
胞内递送情况进行亚细胞水平的研究，如阅读材料 2.9 中使用了激光共聚焦显微镜
考察了荧光标记的胶束与胞内溶酶体的共定位情况，并进行了共定位系数的分析
（阅读材料 2.9 图 2C、D）。部分递药策略可增强递药系统对肿瘤组织等的穿透
能力，在评价中可能涉及相关实验，如阅读材料 2.6 中构建了 4T1 体外肿瘤球模
型，并对比了目标递药系统和参比递药系统对肿瘤球的穿透能力（阅读材料 2.6 图
2C、D 和图 3E）。部分递药策略可增强递药系统穿透生理屏障到达靶部位的能力，
在评价中可能涉及相关实验，阅读材料 2.8 中构建了体外血脑屏障（blood-brain
barrier，BBB）模型，并考察了递药系统穿透血脑屏障并将药物递送至病原菌部位
的能力（阅读材料 2.8 图 3E）。

　　5. 细胞摄取和胞内转运　阅读材料 2.6 中使用流式细胞术考察了不同细胞对
荧光标记的脂质体的摄取情况（图 2-31），通过荧光强度分析各细胞中脂质体的蓄
积情况，从而比较不同细胞对不同制剂的摄取，验证递药系统的靶向性。

　　类似地，阅读材料 2.8 中使用流式细胞术分析了正常/感染 PMVECs 细胞对荧
光标记白蛋白纳米粒的摄取情况（图 2-32）。

　　阅读材料 2.9 中，研究使用流式细胞术比较了细胞对主动靶向、被动靶向
制剂的摄取情况，并考察了相关抗体预孵育对主动靶向制剂的竞争性抑制作用
（图 2-33）。结果表明，在过量抗体的存在下，主动靶向制剂的细胞摄取明显降低，
表明主动靶向修饰后增强的细胞摄取可能是由人乳腺癌细胞 MCF-7 细胞上相关受
体的存在介导的。

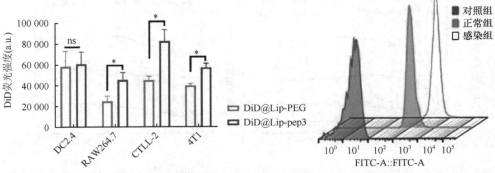

图 2-31　流式细胞术检测不同细胞对荧光标记制剂的摄取情
况，纵坐标为荧光强度（$n=3$），*$P<0.05$，ns 无显著差异
（阅读材料 2.6 图 2A）

图 2-32　正常/感染 PMVECs 细胞
对制剂的摄取情况
（阅读材料 2.8 图 3D）

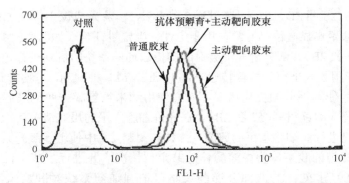

图 2-33　细胞对不同制剂的摄取情况及相关抗体对主动靶向制剂的竞争性抑制情况
（阅读材料 2.9 图 2A）

　　阅读材料 2.8 中使用了倒置荧光显微镜观察香豆素 6（coumarin 6，C6）标记
的制剂（绿）与胞内感染的新型隐球菌（红）的靶向情况（图 2-34 及彩图）。

图 2-34
彩图

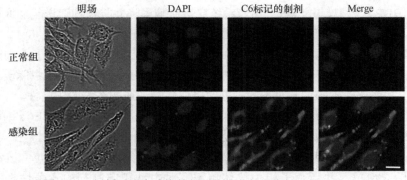

图 2-34　制剂对胞内感染的新型隐球菌的靶向性（标尺=5 μm）
（阅读材料 2.8 图 3C）

阅读材料 2.9 中则使用了激光共聚焦显微镜考察了荧光标记的胶束（绿）与细胞内溶酶体（红色）的共定位情况（图 2-35 及彩图），分析胶束经摄取后的胞内转运情况，结果表明靶头修饰增强了胶束的细胞摄取，且使其更多更快地进入了溶酶体。

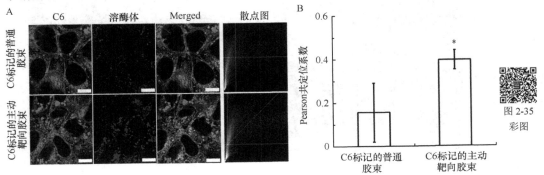

图 2-35 （A）荧光标记胶束与溶酶体的共定位 CLSM 图像（标尺=10 μm）；（B）Pearson 共定位系数分析（n=6）

*P<0.05 对照 M-C6 组（阅读材料 2.9 图 2C、D）

阅读材料 2.6 中构建了 4T1 体外肿瘤球模型，并使用 CLSM 对比了目标递药系统和参比递药系统对肿瘤球的穿透能力（图 2-36）。

根据所递送药物自身的特点，可采用不同体外模型对治疗效果进行评价。例如，可采用直接评价细胞毒、抗真菌效果的方法（阅读材料 2.8 图 5A；阅读材料 2.9 表 2，图 4A、B，图 5A），或使用免疫印迹（Western blot，WB）、酶联免疫吸附试验（enzyme linked immunosorbent assay，ELISA）、荧光成像等方法分析给药后相关蛋白的表达情况（阅读材料 2.7 图 2A，图 3A、B；阅读材料 2.9 图 3A、B，图 5E，图 6D），使用划痕试验分析给药后细胞的迁移能力（阅读材料 2.7 图 2D），使用膜联蛋白 annexin-V/PI 染色后流式细胞术分析给药后细胞的凋亡情况（阅读材料 2.7 图 2E；阅读材料 2.9 图 4C、图 5B），使用荧光成像、流式细胞术、电镜等分析自噬小体的生成情况（阅读材料 2.9 图 3D，图 5C、F），使用电镜、流式细胞术等分析细胞器状态（阅读材料 2.9 图 6A、C）等。

为更好地评价递药系统的功能，往往需要构建动物模型来考察其在生物体内的递药行为和治疗效果。动物模型需根据所研究的疾病和药物、递药系统等共同确定，常见的动物模型包括小鼠、裸鼠、大鼠、兔、犬、猴等。

递药系统在生物体内的递送行为通常需进行药代动力学分析，通过计算药物入血后在血液循环中的半衰期（$t_{1/2}$）、药-时曲线下面积（AUC）等参数，评价药物体内行为。例如，阅读材料 2.8 中使用 SD 大鼠作为动物模型，测定递药系统经注射入血后不同时间点血液中的药物浓度，计算得到 AUC、$t_{1/2}$ 等药代动力学参数（阅读材料 2.8 表 S1、图 S24）。除药代动力学评价外，研究中还常用活体成像、组织分布等方法对递药系统的体内分布进行考察。例如，阅读材料 2.6 中使用小鼠

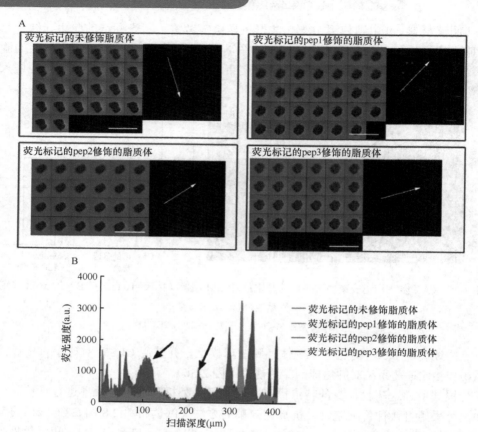

图 2-36 （A）制剂在 4T1 肿瘤球中的分布，右图为扫描深度 120 μm 处的图像（标尺=1000 μm）；
（B）扫描深度为 120 μm 处的截面荧光定量分析

（阅读材料 2.6 图 2C、D）

4T1 肿瘤球模型，使用活体成像和主要脏器离体成像考察了递药系统在小鼠体内的分布情况（阅读材料 2.6 图 3A～C）；阅读材料 2.7（图 3F～H）、阅读材料 2.8（图 4A、B）、阅读材料 2.9（图 7）也均使用了上述方法对递药系统的体内分布进行定性和半定量的考察。将主要脏器和组织匀浆，处理后使用 HPLC 等方法进行检测，亦可对药物在主要脏器和组织中的含量进行分析（阅读材料 2.8 图 4C）。组织切片的荧光成像分析亦可反映荧光标记递药系统在该组织内的分布量（阅读材料 2.6 图 3D、E），同时还可利用免疫荧光深入分析递药系统在该组织内特定靶标处的分布情况（阅读材料 2.8 图 4E）、在肿瘤等组织不同深度的分布情况和渗透效果等（阅读材料 2.6 图 3D）。提取组织中细胞并进行流式细胞术分析，亦可考察递药系统在该组织内细胞中的蓄积情况（阅读材料 2.6 图 3E）。

递药系统的体内药效考察方面，需根据疾病模型和药物等设计评价方法。例如抗肿瘤药效评价中，常采用肿瘤生长曲线（阅读材料 2.6 图 4A、B，阅读材料 2.7 图 6C，阅读材料 2.9 图 8A）、治疗结束时肿瘤组织的大小及重量（阅读材料

2.7 图 6B，阅读材料 2.9 图 8B）、生存率曲线（阅读材料 2.7 图 4D、图 6D）等，部分研究使用生物发光肿瘤细胞构建肿瘤模型，可利用生物发光实时监测肿瘤的生长情况（阅读材料 2.7 图 4A）。同时还可对目标组织切片进行免疫荧光及免疫组化分析，如阅读材料 2.6 中对肿瘤组织切片进行了 TUNEL 检测，考察肿瘤细胞的凋亡情况（阅读材料 2.6 图 4D）；阅读材料 2.7 中对肿瘤组织切片 Ki67（增殖细胞抗原）的表达情况进行分析（阅读材料 2.7 图 5D～F）等。将目标组织提取并裂解处理后可分析组织内特定物质的含量以对药效进行评价，如阅读材料 2.6 中对肿瘤组织中细胞因子的含量进行了 ELISA 分析（阅读材料 2.6 图 7A～D），阅读材料 2.7 中对肿瘤组织中 hENT1 等进行 Western Blot 分析（阅读材料 2.7 图 5A、B，图 6E、F）等。将目标组织中的细胞进行提取和流式细胞术分析，可考察组织中特定细胞的比例，如阅读材料 2.6 考察了淋巴结中 $CD40^+$、$CD80^+$ 等细胞的比例（阅读材料 2.6 图 6）及肿瘤组织、脾细胞中不同 T 细胞的比例（阅读材料 2.6 图 7E～I、图 8），对免疫治疗作用进行了评价。另外，针对高转移性肿瘤的治疗作用评价中还常对转移情况进行分析（阅读材料 2.6 图 5A，阅读材料 2.7 图 4F、H）。

6. 药代动力学评价　常用的药代动力学评价包括药物的 $t_{1/2}$、AUC、峰浓度（C_{max}）、清除率（CL）等。

C_{max}：给药后出现的血药浓度最高值。该参数是反映药物在体内吸收速率和吸收程度的重要指标。

$t_{1/2}$ 反映了药物在体内消除（排泄、生物转化及储存等）的速度，表示了药物在体内的时间与血药浓度间的关系，它是决定给药剂量、次数的主要依据。

AUC：血药浓度曲线对时间轴所包围的面积。该参数是评价药物吸收程度的重要指标，反映药物在体内的暴露特性。由于药代动力学研究中血药浓度只能观察至某时间点 t，因此 AUC 有两种表示方式：AUC_{0-t} 和 $AUC_{0-\infty}$。

清除率（CL）：单位时间内从体内清除的药物表观分布容积数，该参数是反映机体对药物处置特性的重要参数，与生理因素有密切关系，是肝、肾等药物清除率的综合体现，即单位时间内多少容积血浆中的药物被清除干净（L/h）。

阅读材料 2.8 中使用 SD 大鼠作为动物模型考察递药系统经注射入血后不同时间点血液中的药物浓度（图 2-37），以计算 AUC、$t_{1/2}$ 等药代动力学参数（表 2-1）。

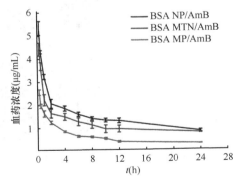

图 2-37　静脉注射两性霉素 B 不同制剂后小鼠血药浓度-时间曲线（$n=3$）

（阅读材料 2.8 图 S24）

表 2-1　两性霉素 B（AmB）制剂在 SD 大鼠体内的药代动力学参数（阅读材料 2.8 表 S1）

	BSA NP/AmB	BSA MTN/AmB	BSA MP/AmB
AUC$_{0\text{-}t}$(μg·h/mL)	49.49	36.19	35.36
$t_{1/2}$ (h)	15.14	20.02	20.48

7. 活体成像　活体动物体内光学成像可以直接监控活体生物体内的荧光或生物发光等信号，常用于观测活体动物体内肿瘤的生长及转移、感染性疾病发展过程、特定基因的表达、制剂的体内分布等。阅读材料 2.6 中使用小鼠 4T1 肿瘤球模型，尾静脉给药后利用活体成像考察了不同时间点递药系统在小鼠体内的分布情况（图 2-38）。

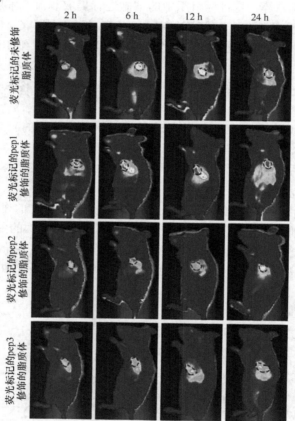

图 2-38　4T1 荷瘤小鼠静脉注射制剂 2、6、12、24 h 后的活体成像图片

（阅读材料 2.6 图 3A）

8. 组织分布　除活体成像外，也可通过 HPLC 等方法直接检测给药后动物各脏器内的药物含量，可定量地考察药物在各脏器中的实际含量。例如，阅读材料 2.8 中测定了感染小鼠给予不同两性霉素 B（AmB）制剂后脑、心、肝、脾、肺、肾中的含药量（图 2-39），以对不同制剂的组织分布情况进行对比。

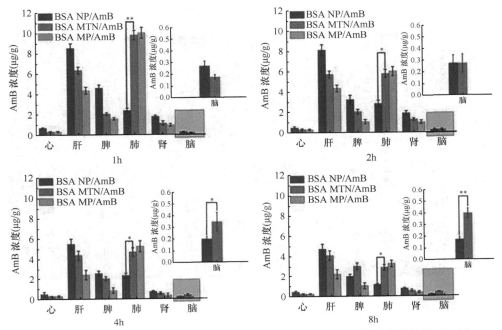

图 2-39 两性霉素 B 不同制剂给药后在感染小鼠模型主要脏器中的分布情况（*n*=3）

*P＜0.05，**P＜0.01（阅读材料 2.8 图 4C）

9. 组织切片 常见的组织切片方法有石蜡切片、冷冻切片等，对目标组织切片后可按需进行免疫荧光及免疫组化等分析，可进一步考察细胞的凋亡情况、蛋白质表达情况、制剂的分布等。

免疫荧光（immunofluorescence，IF）利用抗原与抗体特异性结合的原理，将不影响抗原抗体活性的荧光色素标记在抗体（或抗原）上，与其相应的抗原（或抗体）结合后，在荧光显微镜下呈现一种特异性荧光反应。可以测定蛋白质、多肽、核酸、细胞表面抗原、肿瘤标志物等各种生物活性物质。蛋白质的表达水平可直接通过荧光信号的强弱和分布范围来体现。

阅读材料 2.6 中对肿瘤组织切片进行荧光染色，观察各种脂质体在肿瘤中的分布，脂质体用 DiD 标记（紫），细胞核用 DAPI 染色（蓝），T 细胞用抗 CD3 抗体标记（绿），小血管内皮细胞用抗 CD34 抗体标记（红）（图 2-40 及彩图）。肿瘤切片用血管内皮细胞标志物抗 CD34 染色，以根据制剂的位置评估制剂对肿瘤组织的穿透效果。

阅读材料 2.8 中，对香豆素 6 标记的制剂与酸性富含半胱氨酸分泌型蛋白（SPARC）在感染小鼠脑部和肺部组织中的共定位情况进行了考察（图 2-41），结果显示制剂在感染的肺和脑中有较强的渗透能力，并且与 SPARC 的分布重叠，提示 SPARC 介导的摄取机制对制剂摄取具有重要意义。

10. 免疫组织化学 免疫组织化学（immunohistochemistry，IHC）利用抗原与抗体特异性结合的原理，用标记的特异性抗体去标记组织切片或细胞标本中的

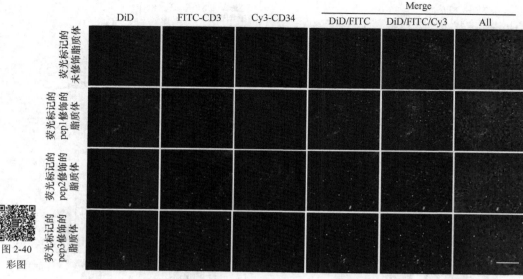

图 2-40   不同脂质体在肿瘤中的分布（标尺=100 μm）

（阅读材料 2.6 图 3D）

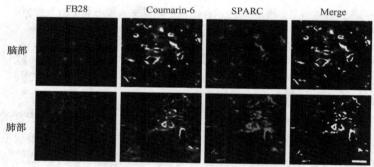

图 2-41   荧光标记制剂与 SPARC 在感染小鼠肺部及脑部的免疫荧光（标尺=20 μm）

（阅读材料 2.8 图 4E）

蛋白质或其他化学成分，并通过化学反应使抗体显色，对蛋白质或化学成分的分布和含量进行组织和细胞原位定性、定位或定量研究。IHC 染色能够检测特异性细胞标志物和蛋白的表达量，也可检测细胞内细胞因子的分布等。例如，阅读材料 2.7 中使用 IHC 染色考察了肿瘤中 Ki67 的分布，并进行了定量分析（图 2-42）。肿瘤组织切片与 Ki67 抗体 4℃湿盒中孵育过夜后，于 37℃与辣根过氧化物酶偶联的二抗孵育 1 h，再加入 3, 3′-二氨基联苯胺盐酸盐（DAB）显色，结果表明目标制剂显著降低了肿瘤部位的 Ki67 量。

另外，静脉注射给药时，由于药物直接进入血液循环，因此递药系统的体内安全性也是重要的评价指标。由于药物直接与血细胞接触，因此常需考察其溶血情况。另外，研究中也常使用动物体重变化曲线（阅读材料 2.7 图 4E，阅读材料

2.9 图 9A）、苏木精-伊红染色（hematoxylin-eosin staining，HE 染色）（阅读材料 2.6 图 4C、5B，阅读材料 2.8 图 S36）、血象分析（阅读材料 2.9 图 9B）、肝肾功能分析（阅读材料 2.8 图 S35）等，对安全性进行考察。

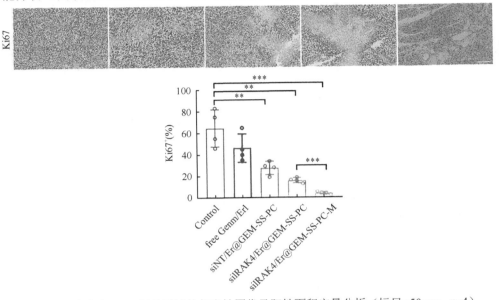

图 2-42　肿瘤中 Ki67 阳性区域的代表性图像及阳性面积定量分析（标尺=50 μm，$n=4$），

$*P<0.05$，$**P<0.001$

（阅读材料 2.7 图 5F、H）

11. 溶血实验　溶血是指红细胞破裂、溶解的现象，是静脉给药中较为严重的不良反应。常见的溶血实验中，将制剂加入红细胞悬液并在 37℃孵育并观察溶血情况，且需设置阴性对照组（生理盐水）、阳性对照组（完全溶血对照，如蒸馏水等）。

12. HE 染色　HE 染色是组织病理学评价中广为使用的技术，可分别对组织中的嗜碱性结构、嗜酸性结构进行染色，HE 染色后可对细胞内部形态进行观察，鉴定组织细胞坏死、水肿、变性和炎性细胞浸润等病理学改变。如阅读材料 2.9 中对肝脏组织切片进行 HE 染色，考察不同给药组对肝脏的毒性（图 2-43）。

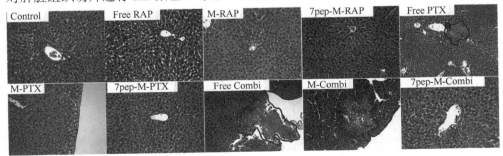

图 2-43　治疗结束时不同给药组中肝脏 HE 染色图像（放大倍数：200）

（阅读材料 2.9 图 9C）

13. 血象分析　血象分析可直观地反映制剂对血液系统的影响，常见的血象分析项目有白细胞（WBC）计数、中性粒细胞（GRN）计数、血小板（PLT）计数等。阅读材料 2.9 考察了治疗后裸鼠白细胞（图 2-44）、中性粒细胞（图 2-45）和血小板（图 2-46）计数的变化，结果表明，将化疗药物制成目标制剂后降低了化疗药物的血液毒性。

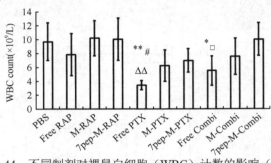

图 2-44　不同制剂对裸鼠白细胞（WBC）计数的影响（n=5）

*P＜0.05，**P＜0.01 对照 PBS 给药组；#P＜0.05 对照 M-PTX 给药组；△△P＜0.01 对照 7pep-M-PTX 给药组；□P＜0.05 对照 7pep-M-Combi 给药组（阅读材料 2.9 图 9B）

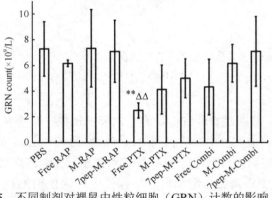

图 2-45　不同制剂对裸鼠中性粒细胞（GRN）计数的影响（n=5）

**P＜0.01 对照 PBS 给药组；△△P＜0.01 对照 7pep-M-PTX 给药组（阅读材料 2.9 图 S29）

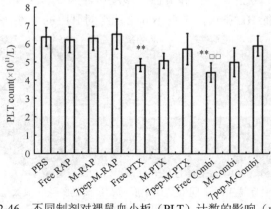

图 2-46　不同制剂对裸鼠血小板（PLT）计数的影响（n=5）

**P＜0.01 对照 PBS 给药组；□□P＜0.01 对照 7pep-M-Combi 给药组（阅读材料 2.9 图 S30）

除上述研究性论文中涉及的评价方法外，注射给药制剂还有许多常见的质量评价项目，如可见异物、热原等，在《中国药典》及各类药剂学教材中均有详细且标准的介绍。

三、阅读材料

2.6 Hu C, Song Y, Zhang Y, et al. Sequential delivery of PD-1/PD-L1 blockade peptide and IDO inhibitor for immunosuppressive microenvironment remodeling via an MMP-2 responsive dual-targeting liposome. Acta Pharm Sin B, 2023, 13(5): 2176-2187.

2.7 Tang H, Xue Y, Li B, et al. Membrane-camouflaged supramolecular nanoparticles for co-delivery of chemotherapeutic and molecular-targeted drugs with siRNA against patient-derived pancreatic carcinoma. Acta Pharm Sin B, 2022, 12(8): 3410-3426.

2.8 Cheng L, Niu M M, Yan T, et al. Bioresponsive micro-to-nano albumin-based systems for targeted drug delivery against complex fungal infections. Acta Pharm Sin B, 2021, 11(10): 3220-3230.

2.9 Mei D, Chen B, He B, et al. Actively priming autophagic cell death with novel transferrin receptor-targeted nanomedicine for synergistic chemotherapy against breast cancer. Acta Pharm Sin B, 2019, 9(5): 1061-1077.

第 3 节　经皮给药途径常见制剂研究

一、背景介绍

在经皮给药中，药物通过皮肤吸收进入血液循环，与口服和注射给药途径相比，具有能够避免首过效应、控制药物释放并使血药浓度更平稳等特点，依从性往往较好。为克服皮肤屏障并进行更有效、可控的递送，研究者们针对微针等多种新型经皮给药系统开发了多种不同策略。为协助本科学生快速了解相关领域的研究，本部分将结合部分已发表的最新研究工作，对用于经皮给药的部分现代制剂的研究范式和常用方法进行讨论。

阅读材料中涉及微针、纳米粒、微乳凝胶等递药系统，以及利用微针克服角质层屏障的递药策略、微针的主动分离设计策略、氧化还原敏感药物的释药策略、对微针机械性能的优化策略、共载二氧化碳增加皮肤血流灌注以增强光动力疗效的策略等，所递送的药物包括激素类药物、肽类药物、光敏剂等。

二、常规研究流程

本节阅读材料除涉及微针、微乳凝胶等典型经皮递药系统外，部分文献还在体系中进一步整合了纳米粒等递药系统，本部分主要梳理阅读材料中经皮递药相关的典型实验和评价方法，为读者提供参考。

阅读材料 2.10～2.12 均利用了 PDMS 模具离心注塑制备微针，分别选择了葡聚糖、丝心蛋白、聚乙烯吡咯烷酮（polyvinyl pyrrolidone，PVP）及乙烯基吡咯烷酮-乙酸乙烯酯共聚物［poly(1-vinylpyrrolidone-co-vinyl acetate)，PVP/VA］等材料作为基质的主要材料，采用 PVP K90、聚丙烯酸［poly(acrylic acid)，PAA］、PVP/VA、聚乙烯醇（polyvinyl alcohol，PVA）等材料作为背衬的主要材料。阅读材料 2.11 中在背衬材料 PAA 中加入 $NaHCO_3$ 制成活性背衬，以实现给药后微针主动分离的功能。阅读材料 2.12 中在基质中分别加入了纳米碳酸钙、纳米羟基磷灰石和纳米二氧化硅材料，以增强其机械性能。阅读材料 2.13 中使用泊洛沙姆与卜氟胺材料通过探头超声制备氟碳微乳，载药后加至黄原胶基质中形成微乳凝胶，并将二氧化碳气体充入微乳凝胶实现共载。

制备经皮递药系统后，需要对其进行制剂学评价。阅读材料 2.10～2.12 使用了 SEM、光学显微镜及荧光显微镜等手段观察微针形态（阅读材料 2.10 图 2、图 3，阅读材料 2.11 图 2A、B，阅读材料 2.12 图 1），使用质构仪（texture analyzer）、纳米压痕仪、微机控制电子万能试验机等评价了微针的机械强度、硬度及弹性模量（阅读材料 2.10 图 4，阅读材料 2.11 图 2C，阅读材料 2.12 图 2～6）。在药物装载情况的评价中，阅读材料 2.10 使用 HPLC 法测量微针溶解后主药的含量，并通过实际测得主药含量/理论含药量计算载药量；阅读材料 2.13 使用滴定法、荧光衍生化法测定了体系中 CO_2、5-氨基酮戊酸（5-ALA）的装载量；阅读材料 2.11 使用 CLSM 考察了荧光标记的模型药物在微针中的分布情况（阅读材料 2.11 图 4A）。阅读材料 2.11 中根据圆二色谱（circular dichroism spectrum，CD spectrum）及主药的细胞药效分析了微针储存 1 个月后主药的稳定性（阅读材料 2.11 图 7）。阅读材料 2.13 在微乳凝胶的制剂学评价中，使用了黏度计测定微乳凝胶的黏度，该特性可对微乳凝胶等经皮制剂的涂布性、稳定性、透皮吸收等多种性质造成影响。该研究中还评价了微乳的粒径、Zeta 电位及稳定性，并使用透射电子显微镜观察了其形态，在本部分不再详细说明。

1. 微针的形态考察 微针（microneedles，MN）是一种新型的物理促透技术，由多个微米级的细小针尖以阵列的方式连接在基座上组成，微针的大小、形状和载药方式可根据治疗的需求进行个体化设计。角质层是经皮给药的主要屏障之一，微针能穿透角质层屏障，产生微米尺寸的孔道以便药物递送，且能避免触及毛细血管和神经末梢，降低或消除疼痛感。除了克服角质层屏障的优势外，微针还有透皮吸收速率稳定，给药方式便捷，可自行使用等优势。

阅读材料 2.10 使用 SEM 考察了载药及空白的可溶解微针阵列的外观形态和尺寸（图 2-47）。结果证明较好地形成了微针阵列，没有明显的针头缺失/损坏。

阅读材料 2.11 使用立体荧光显微镜观察了微针的外观和荧光图片，并使用 SEM 观察微针的外观（图 2-48）。

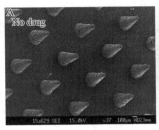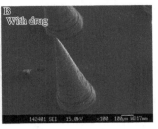

图 2-47 空白微针和载药微针的 SEM 图像（标尺=100 μm）

（阅读材料 2.10 图 2）

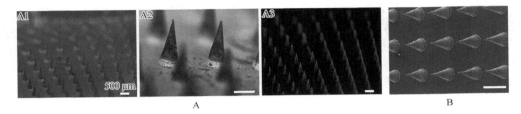

图 2-48 微针的外观

（A）立体荧光显微镜图像，其中 A1、A2 为明场图像，A3 为荧光图像；（B）SEM 图像（标尺=500 μm）

（阅读材料 2.11 图 2）

阅读材料 2.12 使用了 3D 显微镜及 SEM 观察了微针的外观形态（图 2-49），并通过微针的断面图像进一步证明纳米粒与微针的基质材料混合完全，针体内无空隙出现。

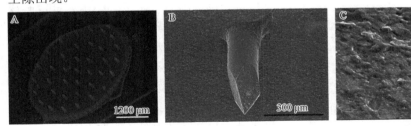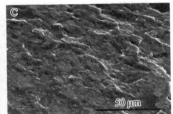

图 2-49 （A，B）微针的外观图像；（C）断面图像

（阅读材料 2.12 图 1）

2. 微针的机械强度、硬度、弹性模量测试 微针的相关研究中，通常会对机械强度、硬度、弹性模量等进行考察。微针机械强度是指微针在受到外力作用下所能承受的最大力量。微针的机械强度受到多种因素的影响，包括材料、尺寸、形状等，如果机械强度不足可能会在使用过程中折断或变形，从而影响效果。硬度一般指材料局部抵抗硬物压入其表面的能力，是材料软硬的指标。弹性模量指单向应力状态下应力除以该方向的应变，材料在弹性变形阶段，其应力和应变成正比例关系，其比例系数称为弹性模量。

阅读材料 2.10 通过质构仪分析不同微针的机械强度（图 2-50），使用锥虫蓝溶液染色，检测施加不同大小的力时猪皮角质层被微针刺穿的情况。

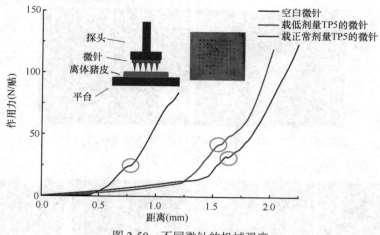

图 2-50　不同微针的机械强度

（阅读材料 2.10 图 4）

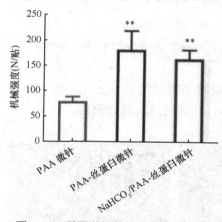

图 2-51　不同微针的机械强度（$n=3$）

**P<0.01 对照 PAA 微针组（阅读材料 2.11 图 2C2）

阅读材料 2.11 使用质构仪分析了不同材料微针的机械强度（图 2-51），证明丝蛋白能显著提高微针的机械强度。

阅读材料 2.12 使用纳米压痕仪测定了不同基质材料与不同纳米粒共混后的形成的微针的弹性模量和硬度（图 2-52）。以 PVP 基质材料为例，PVP 与碳酸钙纳米粒共混制成微针后显著提高了微针的弹性模量及硬度。

3. 药物装载情况　在测定药物装载情况时，往往需要根据不同的药物来确定具体的考察方法，此处仅作个例分析。

阅读材料 2.10 利用 HPLC 测定了微针的载药量。制备载药微针后，切割所有针头并将其完全溶解在去离子水中，进行 HPLC 检测，并使用测得的药物量除以基于模具微腔总体积的理论量来计算载药效率。

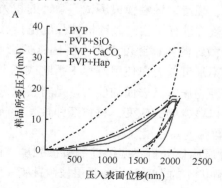

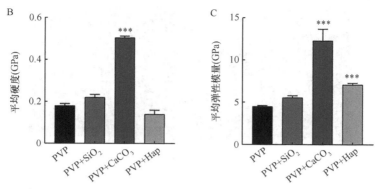

图 2-52 （A）含不同纳米粒材料所受压力与位移关系图；（B）含不同纳米粒的微针材料的硬度；（C）含不同纳米粒的微针材料的弹性模量（$n=6$）

***$P<0.001$ 对照 PVP 组（阅读材料 2.12 图 2）

阅读材料 2.11 使用 CLSM 考察了药物在微针中的分布情况（图 2-53）。研究选用了四甲基异硫氰酸罗丹明标记牛血清白蛋白（TRITC-BSA）作为荧光标记的模型药物，并将 FITC 与分离层基质材料 PAA 混合以标记分离层，结果证明模型药物主要分布在微针针尖部分。

4. 药物稳定性考察 阅读材料 2.11 为考察载重组人生长激素（rhGH）微针在室温储存后能否维持药物稳定，将微针中装载的 rhGH 进行重新提取后，通过圆二色谱分析其结构（图 2-54A），并通过细胞增殖实验分析了药物活性（图 2-54B）。结果表明，rhGH 的结构和活性在载药和室温储存过程中保持了稳定。

5. 黏度测试 可对软膏剂、乳膏剂、凝胶剂等经皮制剂的涂布性、稳定性、透皮吸收等多种性质造成影响，在经皮给药制剂的研究中常需对相关制剂的黏度进行评价。

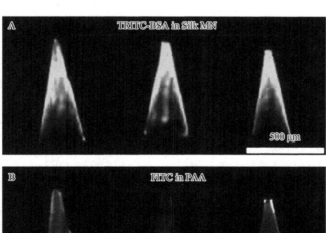

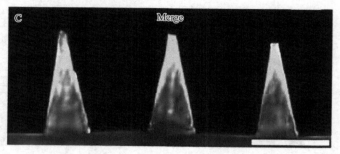

图2-53　（A）微针中模型药物TRITC-BSA的分布情况；（B）微针中分离层的荧光图像；
（C）微针的整体药物装载情况（标尺=500 μm）

（阅读材料2.11 图4A）

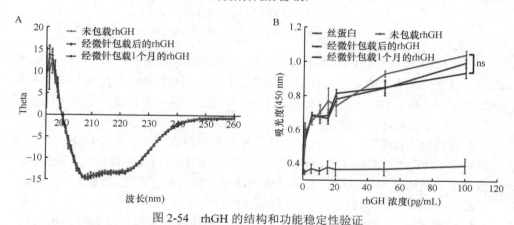

图2-54　rhGH的结构和功能稳定性验证

（A）rhGH的圆二色谱分析（n=3）；（B）rhGH给药后细胞增殖情况（n=6）（阅读材料2.11 图7）

阅读材料2.13中使用黏度计测定了载药氟碳微乳凝胶的黏度为（1062.0±28.0）mPa·s。

药物释放和透皮吸收等行为是经皮给药系统非常重要的性质，可直接影响药物递送的最终效果。在体外评价中，应根据不同药物选用适宜的释放介质和含量测定方法进行体外释放行为的考察（如阅读材料2.10 图5B，阅读材料2.11 图5）。阅读材料2.12使用石蜡膜穿刺法评价了微针的体外穿刺性能（阅读材料2.12 表3），而阅读材料2.11使用了荧光显微镜考察在猪皮上给药后微针中荧光标记模型药物的分布情况和穿刺性能（阅读材料2.11 图4）。阅读材料2.11还使用荧光显微镜对其主动分离的微针设计策略进行了体外评价（阅读材料2.11 图3）。体外透皮吸收是经皮给药系统的常见评价项目，阅读材料2.13中使用Franz扩散池评价了微乳凝胶中药物透过猪皮的单位面积累积渗透量（阅读材料2.13 图5）。在体内评价中，阅读材料2.10在给药后不同时间点移除微针，并通过显微镜观察并测量微针残余高度，以评价其体内溶出的性质（阅读材料2.10 图5A）。阅读材料2.13使用CLSM可视化药物渗透图评价了小鼠经皮给药后药物在垂直于皮肤方向的渗透深度（阅读材料2.13 图6）。阅读材料2.11使用活体成像考察了荧光探针标记微针给药后 21 天内的体内降解情况（阅读材料 2.11 图 11）。体内评价中，还可通过药代动力学评价考察经皮给药系统将药物经皮递送入血的综合能力（阅读材料 2.11 图 8、表 1）。最后，还可根据具体的主药选择适宜的药效评价项目，考察递药系统的体内治疗效果（阅读材料 2.10 图 6～8，阅读材料 2.11 图 9）。

6. 药物体外释放　在模拟药物作用的条件下测定经皮给药制剂的体外药物释放速率，可以在一定程度上预测其实际的释放行为。经皮给药制剂的体外释药行为受制剂本身和外界因素等的共同影响，其中制剂本身的因素包括主药性质、制剂处方与工艺等，外界因素包括释放介质、测定条件等。

阅读材料 2.10 在 37℃ 下、PBS（pH 5.8）条件下考察了微针的累积释药百分比，使用 HPLC 对药物释放量进行检测（图 2-55）。

阅读材料 2.11 考察了不同退火条件下微针的体外释放曲线，使用了荧光标记药物并通过酶标仪检测药物释放量（图 2-56）。

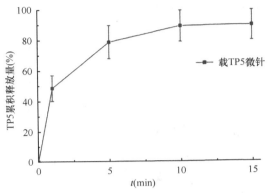

图 2-55　微针中药物的累积释放曲线（$n=3$）

（阅读材料 2.10 图 5B）

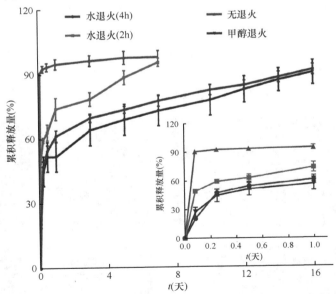

图 2-56　不同退火条件下微针的体外释放（$n=3$）

（阅读材料 2.11 图 5）

7. 体外透皮吸收实验（扩散池法）　扩散池法常用于药物体外透皮吸收的测定，可使用离体皮肤、人工膜等材料进行实验，在体外模拟经皮给药制剂在生理条件下的透皮过程。实验时，受试品置于扩散池的上侧，接收液置于扩散池下侧，于不同时间点从取样口取样测定并补充同体积接收液，得到制剂的释放特征数据。扩散池法示意如图 2-57 所示。

阅读材料 2.13 使用扩散池法测定了所载药物 5 氨基酮戊酸（5-ALA）在猪皮上的单位面积渗透量（图 2-58）。将处理好的猪皮置于扩散池结合处，角质层面朝上固定。使用 PBS（50 mmol/L，pH=7.4）作为接收液，并使皮肤下表面恰好与液面相接触。将受试制剂涂布于皮肤表面，在预定时间点取样并立即补充等体积接收液，分析药物的透皮吸收情况。

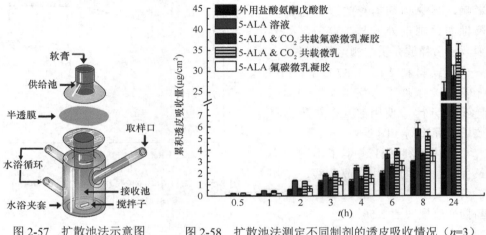

图 2-57   扩散池法示意图

图 2-58   扩散池法测定不同制剂的透皮吸收情况（$n=3$）

（阅读材料 2.13 图 5）

除了较为常用的扩散池法外，研究中还会使用其他的方法考察药物的透皮吸收情况，如阅读材料 2.13 使用了 CLSM 评价药物在皮肤中的渗透情况（图 2-59），切面垂直于皮肤表面，反映药物自表皮层至真皮层从上到下的渗透深度。

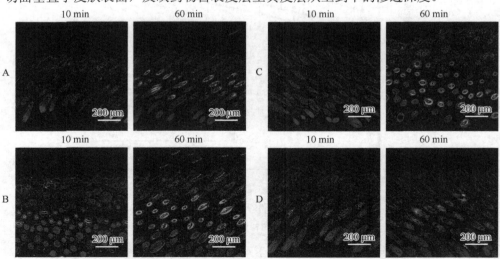

图 2-59   不同制剂药物在皮肤中的渗透情况

A. 5-ALA&CO_2 共载氟碳微乳凝胶；B. 5-ALA 溶液；C. 5-ALA&CO_2 共载微乳；D. 外用盐酸氨酮戊酸散

（阅读材料 2.13 图 6）

8. 药代动力学评价　通过经皮给药实现全身递药时，常需考察其药代动力学过程。例如，阅读材料 2.11 考察了载 rhGH 微针给药后大鼠体内的药代动力学性质（图 2-60）（表 2-2），证明利用微针实现了较长时间的 rhGH 缓释作用。

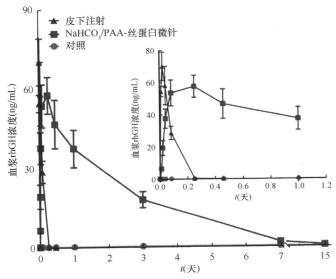

图 2-60　rhGH 微针给药后大鼠血浆的 rhGH 水平（n=5）

（阅读材料 2.11 图 8A）

表 2-2　载 rhGH 制剂的药代动力学参数（阅读材料 2.11 表 1）

参数	皮下注射组	NaHCO₃/PAA-Silk-rhGH 微针组
T_{max}（天）	0.03	0.26
C_{max}（ng/mL）	70.35±8.87	62.12±5.68
$t_{1/2}$（天）	0.05	1.98
$AUC_{0-\infty}$（ng·天/mL）	6.58±0.88	148.90±19.23

在经皮给药递送系统的评价中，对皮肤的刺激性和递药系统的安全性也是评价的重要内容。阅读材料 2.11 在细胞模型上考察了递药系统各成分是否具有明显细胞毒性（阅读材料 2.11 图 S7），并在大鼠模型上考察了给药后皮肤的恢复情况（阅读材料 2.11 图 S4B）。阅读材料 2.12 使用家兔进行皮肤刺激性考察，对背部进行除毛后给药，通过给药部位红斑、水肿等皮肤刺激反应的发生情况，按照评分标准评价了微针对皮肤的刺激性（阅读材料 2.12 表 1、2、4、5）。组织病理学检查亦常用于经皮给药系统的安全性评价，阅读材料 2.11 中使用 HE 染色考察了给药后皮肤的状态（阅读材料 2.11 图 S4C），阅读材料 2.13 以新西兰白兔为动物模型，对耳部进行脱毛处理后，使用组织病理学检查评价微乳凝胶给药后皮肤角质层刺激反应的发生情况（阅读材料 2.13 图 8）。

9. 细胞毒性考察　细胞毒性是化学物质（药物）作用于细胞基本结构和（或）

生理过程，如细胞膜或细胞骨架结构，细胞的新陈代谢过程，细胞组分或产物的合成、降解或释放，离子调控及细胞分裂等过程，导致细胞存活、增殖和（或）功能紊乱，所引发的不良反应。

细胞毒性考察利用细胞培养技术，采用细胞毒性试验评价一种器材、材料或药物引起的细胞死亡、细胞生长抑制或对细胞其他方面的影响。体外细胞毒性试验具有通用性的特点，能够广泛适用于各种医疗器械和材料的评价。进而检测样品的材质是否导致细胞损伤、细胞生长、细胞代谢变化，甚至引发死亡。

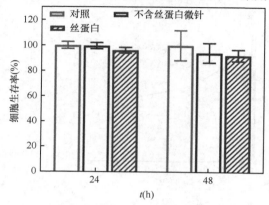

图 2-61　微针各组分对 3T3 细胞的细胞毒性（*n*=3）
（阅读材料 2.11 图 S7）

阅读材料 2.11 在 3T3 细胞模型上考察了微针各组分的细胞毒性（图 2-61），结果表明微针各组分具有良好的生物安全性。

10. 制剂对皮肤刺激性的评估

药物和制剂接触皮肤后可能对皮肤产生刺激性，研究中常需对其进行考察。例如，阅读材料 2.11 考察了微针对大鼠皮肤的刺激性（图 2-62），在 21 天研究期间没有出现红斑、水肿或其他刺激迹象。另外，该研究还考察了微针给药后皮肤的恢复情况，结果表明微针给药后造成皮肤微孔，撤除微针 2 h 后微孔消失，皮肤恢复正常。

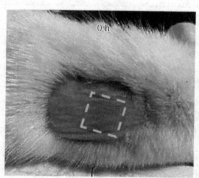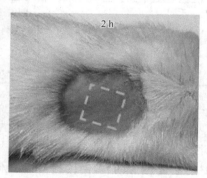

图 2-62　撤除微针后大鼠皮肤的恢复情况
（阅读材料 2.11 图 S4B）

阅读材料 2.12 以家兔背部皮肤为模型，给药 4 h 后去除微针及附着物，并参照皮肤刺激反应评估标准（表 2-3）、皮肤刺激强度评估标准（表 2-4）进行了刺激反应评分（表 2-5），评价了含纳米粒微针对皮肤的刺激性（表 2-6）。

表 2-3　皮肤刺激反应评估标准（阅读材料 2.12 表 1）

刺激反应	分值
红斑	
无红斑	0
轻度红斑（勉强可见）	1
中度红斑（明显可见）	2
重度红斑	3
紫红色红斑至轻度焦痂形成	4
水肿	
无水肿	0
轻度水肿（勉强可见）	1
中度水肿（明显隆起）	2
重度水肿（皮肤隆起 1mm，轮廓清楚）	3
严重水肿（皮肤隆起 1mm 以上并有扩大）	4
最高总分值	8

表 2-4　皮肤刺激强度评估标准（阅读材料 2.12 表 2）

分值	评价
0～0.49	无刺激性
0.5～2.99	轻度刺激性
3.0～5.99	中度刺激性
6.0～8.00	重度刺激性

表 2-5　含纳米粒微针对皮肤的刺激反应评分（$n=4$）（阅读材料 2.12 表 4）

时间（h）	实验组								对照组							
	破损皮肤				完整皮肤				破损皮肤				完整皮肤			
1	1	2	2	1	0	0	0	0	0	0	0	1	0	0	0	0
24	0	1	1	0	0	0	0	0	0	0	0	0	0	0	0	0
72	0	0	0	0	0	0	0	0	0	0	0	0	0	0	0	0

表 2-6　含纳米粒微针对皮肤的刺激强度评估结果（$n=4$）（阅读材料 2.12 表 5）

时间（h）	破损皮肤，纳米粒微针组	完整皮肤，纳米粒微针组	破损皮肤，空白微针	完整皮肤，空白微针
1	1.5	0	0.25	0
24	0.5	0	0	0
72	0	0	0	0

11. 组织病理学评价　阅读材料 2.11 使用 HE 染色考察了微针给药治疗后对大

鼠皮肤给药部位的影响（图 2-63）。阅读材料 2.13 考察了制剂对家兔皮肤的影响，结果表明目标制剂给药后皮肤角质层较完整，无增厚、红斑及红肿现象。

正常对照组　　　　　　　　　　　　NaHCO₃/PAA-丝蛋白微针组

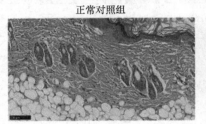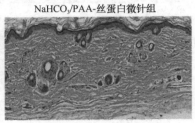

皮下注射组

图 2-63　微针治疗后大鼠给药部位皮肤的 HE 染色结果（标尺=100 μm）

（阅读材料 2.11 图 S4C）

除上述研究性论文中涉及的评价方法外，经皮制剂还有部分常见的质量评价项目，如锥入度、微生物限度等，在《中国药典》及各类药剂学教材中均有详细且标准的介绍。

三、阅读材料

2.10 Zhang Q, Xu C, Lin S, et al. Synergistic immunoreaction of acupuncture-like dissolving microneedles containing thymopentin at acupoints in immune-suppressed rats. Acta Pharm Sin B, 2018, 8(3): 449-457.

2.11 Yang L, Liu Q, Wang X, et al. Actively separated microneedle patch for sustained-release of growth hormone to treat growth hormone deficiency. Acta Pharm Sin B, 2023, 13(1): 344-358.

2.12 包阳阳, 刘哲, 刘勇, 等. 纳米增强机械性能的可溶性微针制备与表征. 药学学报, 2021, 56(7): 1999-2004.

2.13 林娇, 林璐瑶, 吴征, 等. 共载 5-氨基酮戊酸及二氧化碳的氟碳微乳凝胶的制备及质量评价. 药学学报, 2021, 56(1): 306-313.

第4节　常用实验设计方法

一、背景介绍

本章粗略地介绍了在口服给药、注射给药和经皮给药三种给药途径相关的制剂研究中较为常用的制剂设计策略、典型评价方法和常用研究范式，由于参照分析的论文数量有限，难免有错漏之处，此处只是作为分析过程的示例，真正设计研究框架时还需更多地参考更新、更相关的文献。同时，在具体的实验设计过程中，还需要严格遵循实验设计原则，按照规范、科学的实验设计方法进行设计。

二、常规研究流程

药物制剂研究中常见的实验设计方法包括但不限于正交设计、均匀设计、星点设计等方法。

1. 正交设计（如阅读材料 2.14）　正交设计是多因素的优化实验设计方法，是从全面实验的样本点中挑选出部分具有代表性的样本点进行实验，且这些样本点具有正交性。全部的实验是同时设计好的，属于整体设计。而药剂学实验往往涉及多方面因素的影响，如何通过较少的实验次数就能找出各因素水平间的最优搭配，是药剂学实验设计的重要内容。因此，正交设计是药剂学实验设计中最常用的方法之一。

2. 均匀设计（如阅读材料 2.15）　1978 年我国数学家王元和方开泰首次提出并验证均匀设计，其最初在我国导弹设计中应用，经过多年的发展和推广，均匀设计已在医药、生物、化工、军事工程等诸多领域得到了广泛应用。

相比于均匀设计，正交设计方法对于水平相对较少的实验更为适用。例如，在一项实验中有 s 个因子，每个因子各有 q 水平（例如 $q=14$），此时如果采用正交设计方法，就需要 $14^2=196$ 次实验，实验体量太大，难以进行。此时，采用均匀设计法更为合理，其主要应用均匀设计表安排实验，用回归分析进行数据分析。主要适用于实验因子多、因子取值范围大及因子水平多（一般不少于 5）等情况。

3. 星点设计（如阅读材料 2.16）　星点设计（central composite design，CCD）主要是通过实验建立效应值与因素水平间的函数关系（即效应面），通过该函数确定获得预期的效应范围时各因素水平的取值范围，实现实验条件的优化。效应面是通过一系列实验结果拟合而得，采用基于线性模型的正交设计或均匀设计难以拟合出理想的效应面。因此，星点设计在药剂学领域制剂处方优化方面应用广泛。

读者在实际实验过程中，需根据实验的具体情况选择合适的设计方法，本小节列出了部分使用或介绍上述设计方法的阅读材料，供读者参考。

三、阅读材料

2.14 常金, 李蒙, 常渊浩, 等. 卟硒啉-2, 6-二甲基-β-环糊精包合物的表征及注射液的制备. 药学学报, 2022, 57(9): 2851-2856.

2.15 孙考祥, 王爱萍, 黄丽军, 等. 双氯酚酸钠脂质体的制备及其眼部药代动力学. 药学学报, 2006, (11): 1094-1098.

2.16 方哲正, 黄味子, 戚建平, 等. 星点设计-效应面优化法在国内制剂处方优化中的应用进展. 药学学报, 2021, 56(1): 169-177.

第三章 口服类制剂的制备与评价

第 1 节 片剂的制备与评价

实验目的

1. 知识目标 掌握片剂的辅料及处方设计，片剂的质量评价方法；掌握湿法制粒压片的工艺流程并熟悉相关仪器设备的操作；了解片剂其他制备技术及工艺。

2. 能力目标 熟悉片剂制备中可能出现的质量问题及解决方法；熟悉缓控释片剂的设计和制备；训练查阅资料、设计实验并进行处方优化的能力。

3. 思政目标 片剂是基础且重要的剂型，学生应理解片剂的社会需求，培养优化处方工艺、严控质量的科研精神和社会责任感。

※ 基础模块：对乙酰氨基酚普通片剂的制备

一、实验原理

片剂指药物与适宜辅料混匀压制而成的圆片状或异形片状的固体制剂。片剂剂量准确、质量稳定、服用方便、成本较低，是临床应用最广泛的剂型之一。

片剂常用的辅料包括稀释剂、吸收剂、润湿剂、黏合剂、崩解剂和润滑剂，以及着色剂、香味剂等。稀释剂（或称填充剂）主要用来填充片剂的重量或体积，从而便于压片，如淀粉、蔗糖、甘露醇、乳糖、微晶纤维素等；吸收剂主要是吸收湿物料中的水分以利于制粒，如淀粉等；黏合剂主要是使药物和辅料粉末结合起来，如淀粉浆、聚维酮、纤维素衍生物等；润湿剂主要是把药物或辅料本身固有的黏性诱发出来以利于制粒，如水、乙醇等；崩解剂是使片剂在胃肠液中迅速裂碎成细小颗粒的物质，如淀粉、羧甲基淀粉钠、羧甲基纤维素钠、交联聚维酮、泡腾崩解剂等；润滑剂主要用来增加颗粒流动性、防止原辅料黏着于冲头表面、降低颗粒与冲模孔壁之间摩擦力等，如硬脂酸镁、滑石粉等。片剂的处方直接影响片剂的质量，应理解处方中每种辅料的作用，并具备针对片剂的质量问题进行处方优化的能力。

片剂的制备方法有制颗粒压片（分为湿法制粒和干法制粒）、粉末直接压片、结晶直接压片等，以湿法制粒压片最为常见，传统湿法制粒压片的生产工艺流程如图 3-1。

药物 ⟶ 粉碎 —加辅料→ 混合 ⟶ 制软材 ⟶ 制粒 ⟶ 干燥 ⟶ 整粒 ⟶ 总混 ⟶ 压片 ⟶ 质量检查

图 3-1 湿法制粒压片工艺流程图

片剂质量直接影响其药效和用药的安全性。因此，在片剂的生产过程中应按现行版《中国药典》规定的片剂质量标准对制备的片剂质量进行检查。片剂的质量检查主要包括外观、硬度与脆碎度、片重差异、含量均匀度、崩解时限、释放度与溶出度、微生物限度等。

片剂可能出现多种质量问题，如黏冲、裂片、松片、表面斑点、片重差异过大、崩解迟缓等。处方、工艺、试剂、设备、环境等因素均可能对片剂的质量造成影响，实际进行实验时，可设计实验对不同影响因素进行考察。

二、预习思考题

1. 对于片剂常用的各类辅料（如填充剂等），各举 2～3 个具体例子（如淀粉等）并说明其特点和应用。

2. 选用的主药结构、性质如何？在处方设计时应注意什么问题？

3. 现行版《中国药典》中片剂各项质量检查的标准操作和质量标准是什么？

三、仪器和试剂

1. 主要仪器与器皿 电子天平、药筛、混合机、制粒机、整粒机、压片机、片剂四用测定仪（或脆碎度测定仪、溶出仪、崩解仪等）、烘箱等。

2. 主要试剂 主药（如对乙酰氨基酚等）、填充剂（如淀粉等）、崩解剂（如羧甲基淀粉钠等）、黏合剂（如淀粉浆等）、润滑剂（如硬脂酸镁等）、其他处方中需要的试剂。

四、处方示例

对乙酰氨基酚	30.0 g
淀粉	10.0 g
10% 淀粉浆	适量
羧甲基淀粉钠	0.5 g
硬脂酸镁	颗粒干燥后按比例（1%）加入

五、实验步骤（以示例处方为例）

（一）基础步骤

1. 过筛 主药（对乙酰氨基酚）、填充剂（淀粉）等过 80 目筛。

2. 称量、混合 称取处方量的主药、填充剂、崩解剂，用混合机混合均匀。

3. 10% 淀粉浆的制备 称取 10.0 g 淀粉加入 100 mL 水，分散均匀并加热糊化。

4. 制软材、制粒 将适量淀粉浆加入混合后的物料并混合均匀，用制粒机制成湿颗粒。

5. 干燥 将制备的湿颗粒于 60℃加热干燥 6～8 h。

6. 整粒 将干燥的颗粒取出，使用整粒机整粒。

7. 总混 将整粒后的颗粒与处方量的硬脂酸镁使用混合机混合均匀。

8. 压片 将总混后的颗粒使用压片机进行压片，制得片剂。

9. 质量评价 对照现行版《中国药典》中相关项目对制得的片剂进行质量评价，并将数据、检查结果及不合格的可能原因记入表格，示例如表 3-1。

表 3-1 片剂质量检查结果（示例）

序号	项目名称	数据记录	质量检查结果	不合格的可能原因
1	外观			
2	重量差异			
3	崩解时限			
4	硬度			
5	脆碎度			

此外，片剂的制备和质量评价还涉及粉体的粒径、密度、流动性、吸湿性、临界相对湿度（CRH）的测定等，以及后续的药代动力学评价等（参考阅读材料3.1），上述内容在实验中可根据具体情况考虑加入。

（二）自主探索

1. 片剂的质量受多种因素综合影响。在进行片剂制备的实验时，可设计实验对不同因素进行考察，以下为部分示例。

保持处方中其他辅料及后续制备工艺不变，记录使用不同黏合剂制成片剂后其成型性、硬度、崩解时限的数据（表 3-2），并以此为依据进行处方优化。

表 3-2 不同黏合剂对片剂成型性、硬度、崩解性能的影响考察（示例）

序号	黏合剂	用量	成型性	硬度	崩解时限
1	淀粉				
2	羟丙基甲基纤维素				
3	甲基纤维素				
⋮	⋮				

保持处方及其他制备工艺及参数不变，记录使用内加法、外加法、内外加法加入同种、同总量崩解剂并制成片剂后其崩解时限、溶出度的不同（表 3-3），并以此为依据进行工艺优化。

表 3-3 崩解剂的加入方法对片剂崩解性能的影响（示例）

序号	崩解剂加入方法	崩解时限	溶出度		
			时间点 1	时间点 2	时间点 3
1	内加法				

续表

序号	崩解剂加入方法	崩解时限	溶出度		
			时间点 1	时间点 2	时间点 3
2	外加法				
3	内外加法				

保持处方及其他制备工艺及参数不变，记录使用不同压力压片后其硬度、崩解时限数据，并以此为依据进行工艺参数优化（表3-4）。进一步学习阅读材料3.2。

表 3-4　压片时不同压力对片剂硬度、崩解时限的影响考察（示例）（参考阅读材料 3.2）

序号	压片压力	硬度	崩解时限
1	高		
2	中		
3	低		
⋮	⋮		

2. 部分难溶性药物由于溶解度、溶出速率低，生物利用度往往不佳，为改善片剂中难溶药物的溶出速率和口服生物利用度，在制片时还可使用固体分散体等技术。

固体分散体是药物与载体形成的以固体形式存在的分散系统，具有以下优点：①提高水难溶性药物的生物利用度；②控制药物释放；③提高药物稳定性；④掩盖药物的不良气味和刺激性；⑤液体药物固体化。药物制备成固体分散体后可根据需要再制成适宜剂型，如片剂、胶囊剂、软膏剂、栓剂、滴丸剂等。

固体分散体的载体材料可分为水溶性（如聚乙二醇、泊洛沙姆 188 等）、难溶性（如乙基纤维素等）和肠溶性（如醋酸纤维素酞酸酯等）三大类。固体分散体的制备方法有熔融法、溶剂法、溶剂-熔融法、研磨法、溶剂喷雾干燥法、冷冻干燥法等。其中，熔融法是指将载体加热（水浴或油浴）至熔融后加入药物搅匀，迅速冷却成固体，再将该固体在一定温度下放置使成为易碎物，适用于熔点较低的载体材料。溶剂法又称共沉淀法，是将药物与载体共同溶解于有机溶剂中，再蒸去溶剂，使药物与载体材料同时析出，经干燥得到固体分散体，适合于易溶于有机溶剂、熔点较高的载体材料。药物与载体是否形成固体分散体及药物的分散状态可通过溶出速度、平衡溶解度、熔点的测定、X 射线衍射、差热分析及偏光显微镜等方法验证。

自主探索时可先制备含药固体分散体，并进一步使用湿法制粒、粉末直接压片等方法制成片剂。可学习阅读材料 3.3，了解当前固体分散体的实际生产技术。

六、注意事项

需根据主药的性质调整处方及工艺。例如，示例处方中的对乙酰氨基酚在生产和储运过程中易出现裂片，在制备过程中可从原料药研磨程度、黏合剂的选择等多个不同因素进行考察。

七、思考题

1. 湿法制粒压片的工艺流程中，各步骤的注意事项是什么？

2. 片剂的制备过程中出现了哪些问题？这些问题的原因和解决方法是什么？

八、阅读材料

3.1 郭树攀, 王汝涛, 赵熠, 等. 两种晶型异丙双酚片剂的比格犬药代动力学研究. 药学学报, 2019, 54(6): 1088-1091.

3.2 李婉婷, 宿军慧, 李文静, 等. 压力范围对片剂压缩方程拟合结果的影响. 药学学报, 2021, 56(12): 3547-3554.

3.3 Bhujbal S V, Mitra B, Jain U, et al. Pharmaceutical amorphous solid dispersion: A review of manufacturing strategies. Acta Pharm Sin B, 2021, 11(8): 2505-2536.

※ 进阶模块：对乙酰氨基酚缓释片的制备
（包衣片、骨架片）

一、实验原理

缓释制剂是指在规定释放介质中，按要求缓慢的非恒速释放药物，与相应的普通制剂比较，其给药频率减少一半或有所减少，且能显著增加患者用药依从性的制剂。控释制剂是指在规定的释放介质中，按要求缓慢地恒速释放药物，与相应的普通制剂比较，给药频率减少一半或有所减少，血药浓度比缓释制剂更加平稳，且能显著增加患者用药依从性的制剂。缓控释制剂的药物可缓慢地释放进入体内，血药浓度峰谷波动小，可避免超过治疗血药浓度范围的不良反应，又能保持在有效浓度范围（治疗窗）之内以维持疗效，药物治疗作用更持久、不良反应可能降低、用药次数减少。

目前常见的缓释、控释制剂有膜控型、骨架型、渗透泵型和离子交换型等。

膜控型是指通过包衣膜来控制和调节药物释放速率和行为的一类制剂，包括包衣片、包衣小丸，以及将包衣颗粒和包衣小丸填充于空心胶囊中制成的胶囊剂。常用的包衣材料有醋酸纤维素、乙基纤维素、聚丙烯酸树脂等。可通过控制包衣材料的种类、衣膜的组成、包衣厚度等来控制药物释放速度，还可在包衣膜中加入聚乙二醇类、聚维酮、乳糖等致孔剂，制剂进入胃肠道后这些致孔剂可被消化液溶解而形成释药孔道。

膜控型缓释片的制备一般是先按常规方法制备含药片芯，再将包衣材料配制成包衣液进行包衣。除缓释作用外，片剂的包衣还具备优化片剂外观、掩味、增加药物稳定性等多种功能。通过使用不同薄膜衣材料可以实现胃溶（如羟丙基甲基纤维素等）、肠溶（如优特奇等）、缓释（如乙基纤维素等）等不同特性；包衣所需材料除薄膜衣材料外还可包括致孔剂、增塑剂、溶剂、着色剂与遮光剂、抗黏剂等。片剂包衣的方法包括滚转包衣法、流化床包衣法、压制包衣法等，片剂薄膜包衣的一种常规工艺流程如图 3-2 所示。

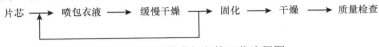

图 3-2　片剂薄膜包衣的工艺流程图

骨架型是指药物和骨架材料通过压制或融合等特定工艺制成的固体制剂，有片剂、小丸、颗粒等多种形式。根据骨架材料和释药机制不同，骨架片可分类如下。

（1）不溶性骨架片：在胃肠道中不崩解，消化液渗入骨架孔隙后，药物溶解并通过极细的通道向外扩散，完整的骨架随粪便排出。常用的骨架材料有乙基纤维素、聚甲丙烯酸酯等；常将药物与不溶性骨架材料粉末混匀后直接压片，或将骨架材料溶解后湿法制粒压片。

（2）溶蚀性骨架片：骨架不溶于水，但在体内可被溶蚀水解，通过孔道扩散与溶蚀相结合来控制药物释放。常用骨架材料包括蜂蜡、巴西棕榈蜡、氢化植物油等疏水性强的脂肪类或蜡类。常用制备方法有如下几种。①熔融法：将药物与辅料直接加入熔融的蜡质中混合，物料冷却固化后制颗粒并压片。②溶剂分散法：将药物与辅料用适当溶剂溶解后加入到熔融的蜡质中，然后将溶剂蒸发除去，得到干燥的团块，再制成颗粒，压片。

（3）亲水凝胶骨架片：骨架材料遇水或消化液后会膨胀，形成凝胶屏障而控制药物的释放，释放速度取决于药物通过凝胶层的扩散速度及凝胶的溶蚀速度。常用的骨架材料有羟丙基甲基纤维素、甲基纤维素、卡波姆等，可采用湿法制粒压片法、干法制粒压片法及粉末直接压片法制备。

缓控释制剂的质量研究项目主要包括性状、鉴别、释放度、重（装）量差异、含量均匀度、有关物质、微生物限度、含量测定等。其中，释放度方法研究及其限度确定是口服缓控释制剂质量研究的重要内容，可参照药典标准进行学习。此外，崩解、溶出等过程对片剂的释放有重要影响，对于复杂的制剂和产品，可通过延时摄影等技术考察片剂的崩解过程，为片剂的设计、优化和质量控制提供更多信息。

片剂的
崩解

衣膜的
溶解

二、预习思考题

1. 包衣片对片芯有何要求？

2. 根据选用主药的结构和性质，选择合适的缓控释技术并设计处方、工艺。

3. 如何设计实验评价制得片剂的释放度？

三、仪器和试剂（以薄膜衣片为例）

1. 主要仪器与器皿　电子天平、包衣机、均质机、烘箱、筛网、溶出仪等。

2. 主要试剂　片芯、薄膜衣材料（如聚丙烯酸Ⅱ树脂）、增塑剂（如邻苯二甲酸二甲酯、甘油等）、溶剂（如乙醇等）、着色剂（如柠檬黄等）、遮光剂（如二氧化钛等）、抗黏剂（如滑石粉等）、蓖麻油、吐温80及其他处方中需要的试剂。

四、处方示例

包衣液

聚丙烯酸Ⅱ树脂	10.0 g
邻苯二甲酸二甲酯	2 mL
蓖麻油	2 mL
吐温80	2 mL
滑石粉	6 g
乙醇	加至200 mL

五、实验步骤（以示例处方、锅包衣法为例）

（一）基础步骤

1. 包衣液的配制　将聚丙烯酸Ⅱ树脂用乙醇溶液浸泡过夜并溶解，用120目筛网滤过。处方中其余成分用乙醇溶解后与薄膜衣材料混合均匀备用。

2. 包衣　将片芯置于包衣锅内，调节温度为40～50℃，转速为30～40 r/min，将配制好的包衣液喷于片芯表面，根据片剂干湿情况调整温度和喷雾速度。

3. 干燥　将包衣完成的片剂置于30～40℃干燥过夜。

4. 质量评价　对照现行版《中国药典》中相关项目对制得的包衣片进行外观、释放度等质量评价。

（二）自主探索

片剂包衣的质量受多种因素综合影响。在进行片剂包衣的实验时，可设计实验对不同因素进行考察。

参考阅读材料3.4，保持其他包衣材料不变，考察不同增塑剂对包衣膜的影响（表3-5），并以此为依据进行处方优化。

表3-5　包衣材料中增塑剂的优选（示例）

序号	增塑剂	玻璃化转变温度	渗透性能	……
1	三醋酸甘油酯			
2	邻苯二甲酸二甲酯			
3	邻苯二甲酸二乙酯			
⋮	⋮			

保持包衣工艺及参数不变，以未包衣的片芯为对照，考察使用不同组成的包衣液进行包衣后对片剂溶出度的影响（表3-6），并以此为依据进行处方优化。

表3-6　包衣液不同组成对片剂溶出度的影响考察（示例）

序号	包衣液	溶出度		
		时间点1	时间点2	时间点3
1	无包衣			
2	包衣液1			
3	包衣液2			
⋮	⋮			

保持包衣液处方及其余工艺参数不变，记录使用不同温度包衣的现象及片剂外观，并以此为依据进行工艺参数优化（表3-7）。

表3-7　不同温度对片剂包衣质量的影响考察（示例）

序号	温度	现象及外观
1	温度1	
2	温度2	
3	温度3	
⋮	⋮	

六、注意事项

1. 包衣前可将片芯提前干燥、吹除细粉。

2. 包衣时温度不宜过高或过低，温度过高则干燥过快，成膜不均匀；温度过低则干燥太慢，易造成粘连。

七、思考题

1. 温度、包衣锅转速、喷液速度等参数对包衣质量有何影响？包衣后增重程度对片剂的质量有何影响？

2. 对于肠溶包衣制剂，如何考察其释放度？

3. 学习阅读材料3.5，学习对乙酰氨基酚骨架片的研究过程。

4. 学习阅读材料3.6，如何保证缓控释片剂释放行为的重现性和稳定性？

八、阅读材料

3.4 张立超, 胡晋红, 李珍, 等. 渗透型丙烯酸树脂包衣控释膜中增塑剂的优选. 药学学报, 2001, 36(12): 937-941.

3.5 Palugan L, Filippin I, Cirilli M, et al. Cellulase as an "active" excipient in prolonged-release HPMC matrices: A novel strategy towards zero-order release kinetics.

Int J Pharm, 2021, 607: 121005.

3.6 张继稳, 孟凡月, 肖体乔, 等. 从结构出发的制剂一致性研究策略. 药学学报, 2017, 52(5): 659-666.

※ 高端模块：3D 打印对乙酰氨基酚片

一、实验原理

　　3D 打印技术也称为三维打印、增材制造，可通过计算机软件设计模型并用 3D 打印机进行打印。3D 打印技术具备较高的灵活性和可控性，可对制剂的规格、外观、结构等进行灵活调节，支持携载多种不同药物并实现多种释放行为，有助于实现远程医疗、个体化治疗等，且在多种剂型中均有应用潜力。第一款 3D 打印药物左乙拉西坦片 Spritam® 在 2015 年被 FDA 批准上市，用于成人或儿童的急性癫痫发作。目前 3D 打印在制药行业中不断有研究和应用，使用的技术包括粉液黏结、熔融沉积、光固化成型等（阅读材料 3.7）。不同 3D 打印技术的具体介绍及在药物制剂中的应用参阅阅读材料 3.8 和 3.9。

　　由于 3D 打印片剂的制备方法与设备紧密相关，因此在实际实验中需根据现有设备进行实验方案设计。以下内容以热熔挤出 3D 打印技术为例。热熔挤出技术是一项在制药行业已有广泛应用的技术，与 3D 打印结合后可省略熔融沉积中载药线材制备的步骤，直接将主药及辅料挤出后的材料根据 3D 模型指定的结构逐层打印成型。该技术相对简单，成本相对较低，可对处方、结构等进行优化以实现制剂不同的释放行为。同时，由于制备过程中需要加热，该技术适合于热稳定的药物（如阅读材料 3.9）。

二、预习思考题

　　1. 3D 打印片剂与传统压片方法的主要区别和各自的优势区间是什么？
　　2. 你认为哪些种类的药物有开发为 3D 打印片剂的潜力？

三、仪器和试剂（示例）

　　1. 主要仪器与器皿　3D 打印机、混合机，根据实际仪器种类选配其他仪器。
　　2. 主要试剂　主药（对乙酰氨基酚）、共聚维酮、泊洛沙姆 407，根据实际仪器种类选配其他试剂。

四、处方示例

　　3D 打印对乙酰氨基酚片处方示例（详见阅读材料 3.10）：

对乙酰氨基酚	35 g
共聚维酮	55 g
泊洛沙姆 407	10 g

五、实验步骤（以示例处方为例）

（一）基础步骤（详见阅读材料 3.10）

将处方材料使用混合机混匀，并加入 3D 打印机的加热腔中，调节活塞向下移动压缩材料，将打印机加热腔温度升至 140℃并保温 40 min。调节打印喷头高度使其距打印板 0.5 mm，导入片剂模型并打印，打印结束后等待 30 s 待制剂完全固化，再将片剂从打印板取下。打印参数：喷头孔径 0.4 mm，打印速度 18 mm/s，挤出速度 0.05 mm/s，层高为 0.6 mm，外壳层数为 3～5 层，路径间距范围为 1.05～1.2 mm。

质量评价：根据现行版《中国药典》规定进行片剂质量考察，并与普通对乙酰氨基酚片进行比较。

（二）自主探索

1. 可调整各项工艺参数，考察各参数对最终片剂质量的影响。

2. 从缓释片、速释片、迟释片、异形片等你感兴趣的剂型中选择设计目标，自己选择辅料、设计片剂模型并打印。

六、思考题

1. 共聚维酮、泊洛沙姆 407 在该处方中主要起什么作用？

2. 学习阅读材料 3.9 中处方设计和工艺优化的思路方法。

七、阅读材料

3.7 陈如心, 王增明, 韩晓璐, 等. 粉液粘结型 3D 打印技术原理及在固体药物制剂中的应用与面临的挑战. 药学学报, 2020, 55(12): 2862-2868.

3.8 Cui M, Pan H, Su Y, et al. Opportunities and challenges of three-dimensional printing technology in pharmaceutical formulation development. Acta Pharm Sin B, 2021, 11(8): 2488-2504.

3.9 韩晓璐, 王珊珊, 彭静, 等. 人工智能在 3D 打印药物的研究进展. 药学学报, 2023, 58(6): 1577-1585.

3.10 刘伯石, 王增明, 张慧, 等. "质量源于设计" 在 3D 打印法制备对乙酰氨基酚缓释片中的应用. 药学学报, 2020, 55(11): 2719-2727.

第 2 节　丸剂的制备与评价

实验目的

1. 知识目标　掌握中药丸剂、滴丸剂、微丸的特点、制备和质量评价方法；熟悉相关仪器设备的操作。

2. 能力目标　熟悉滴丸、微丸的处方设计；具备自行查阅资料、设计实验进行处方优化的能力。

3. 思政目标　中药制剂的研发是促进中药发展的重要途径，本节以中药丸剂的开发为基础实现进阶式教育，让学生认识到创新中医药文化、加快中药制剂创新发展的责任和使命，增强学生的社会责任担当。

※ 基础模块：中药丸剂

一、实验原理

　　丸剂是指药材细粉或药材提取物加适宜的黏合辅料制成的球形或类球形制剂。按赋形剂分类，一般分为水丸、蜜丸、水蜜丸、糊丸、蜡丸等。水丸也称水泛丸，是指将药物细粉用冷开水、药汁或其他液体（黄酒、醋或糖液）为黏合剂制成的小球形干燥丸剂。蜜丸是指药材细粉以蜂蜜为黏合剂制成的中药丸剂。水蜜丸是指药材细粉以蜂蜜和水为黏合剂制成的中药丸剂。糊丸是指药物细粉以米粉、米糊或面糊等为黏合剂制成的丸剂。蜡丸是指药物细粉以蜂蜡为黏合剂制成的丸剂（阅读材料 3.11）。

　　中药丸剂是一种古老的传统剂型，其特点在于：相较于汤剂等液体制剂，作用持久、缓和；可通过包衣掩盖药物不良气味和防止氧化、变质、受潮；对剧毒、刺激性药物可因延缓吸收而减少毒性和不良反应。

　　中药丸剂常用的制备方法有泛制法和塑制法。泛制法是指药物细粉与润湿剂或黏合剂，在适宜翻滚的设备内，通过交替撒粉与润湿，使药丸逐层增大的一种制丸方法。塑制法是将药物细粉与适宜辅料（如润湿剂、黏合剂、吸收剂或稀释剂）混合制成具可塑性的丸块、丸条后，再分剂量制成丸剂的方法。泛制法主要用于水丸、水蜜丸、糊丸，常用设备为小丸连续成丸机及包衣锅。塑制法主要用于蜜丸、糊丸的制备，大生产时可依次使用捏合机、螺旋式出条机和双滚筒式轧丸机制丸，也可使用具此三种功能的联合制丸机生产（阅读材料 3.12、3.13）。

二、预习思考题

　　1. 水丸的黏合剂有哪些？如何应用？
　　2. 炼蜜的方法是什么？如何判断炼蜜的程度和质量？
　　3. 简述泛制法和塑制法的工艺流程，影响丸剂质量的关键操作环节是什么？
　　4. 现行版《中国药典》中丸剂下的质量检查项目有哪些？如何操作？如何判断是否符合规定？

三、仪器和试剂

　　1. 主要仪器与器皿　电子天平、中药粉碎机、中药制丸机、包衣锅、筛网等。
　　2. 主要试剂　山楂、六神曲（麸炒）、炒麦芽、蔗糖、炼蜜等。

四、处方示例

大山楂丸

山楂	20 g
六神曲（麸炒）	3 g
炒麦芽	3 g
蔗糖	12 g
炼蜜	12 g

五、实验步骤（以示例处方为例）

（一）基础步骤

1. 打粉　称取处方量的 3 味药材，粉碎成细粉，过筛，混匀。

2. 炼蜜　取蔗糖 12 g，加水 5 mL 与炼蜜 12 g，混合，加热熬炼至相对密度约为 1.38（70℃）时，滤过。

3. 和药　趁热将上述熬炼好的蜜液倒入药粉中，趁热搅拌，混合均匀。

4. 制丸条　将和好的丸块在搓条板上制成粗细适当的丸条。

5. 分粒与搓圆　将丸条在搓丸板上分切为许多均匀的小节，每节再揉搓成一丸。

6. 发汗　将大蜜丸在阴凉处放 3 天，使其外表变硬。

7. 质量评价　参照现行版《中国药典》中相关项目对制得的大山楂丸（一种大蜜丸）进行质量评价。如果质量不合格，试分析原因。

（二）自主探索

1. 设计实验考察蜜的炼制程度（嫩蜜、中蜜和老蜜）、蜜水的比例、蜜水与药材粉末的质量比 3 个因素对大蜜丸质量的影响。提示：可采用正交试验设计。

2. 基于此处方，采用塑制法制备小蜜丸，并评价其质量。

六、注意事项

1. 炼蜜是制大蜜丸的关键之一，直接影响后续的操作。根据炼蜜的程度，炼蜜的规格有嫩蜜、中蜜和老蜜。药材性质的不同，所需要的炼蜜规格也不一样。含淀粉、黏液质、胶质、糖类及脂肪较多的药粉制丸适合用嫩蜜，黏性适中的药粉制丸需要用中蜜，黏性差的矿物药或富含纤维的药粉制丸应该用老蜜。炼蜜偏嫩，易出现药粉黏附器皿、操作台及搓丸板等现象，丸粒表面亦不光洁。炼蜜偏老，易给后续的操作带来阻碍，尤其在气温较低的季节，丸块冷却快，搓条极为困难。

2. 丸粒搓圆时可先将少量芝麻油点于掌心，再用适当的力度揉搓，这样搓圆的丸粒不仅不易沾黏，还能更加圆滑光亮。

七、思考题

1. 蜜的炼制程度、蜜与饮片细粉的比例要适宜，才能制备出合格的大蜜丸。根据实验结果，探讨其中的关系。

2. 大蜜丸与小蜜丸制备方法和质量标准方面有何异同？

3. 塑制法制备丸剂和软材过筛制粒法制备颗粒有何相似之处，又有哪些区别？

八、阅读材料

3.11 郑文杰, 张志斌.《本草纲目》丸剂辅料研究. 吉林中医药, 2016, 36(1): 78-83.

3.12 王娟, 狄留庆, 单进军, 等. 中药传统丸剂的释药特点与机制分析. 中成药, 2012, 34(4): 723-725, 730.

3.13 王宝才, 闫治攀, 李喜香, 等. 益肾健骨丸制备工艺的优化. 中成药, 2022, 44(8): 2449-2454.

※ 进阶模块：滴丸的制备

一、实验原理

滴丸剂是指固体或液体药物溶解、乳化或混悬于加热熔融后的基质中，再滴入不相溶的冷凝液中，收缩冷凝得到的一种小丸状的制剂。滴丸剂是固体分散体的一种形式。滴丸剂既可供内服、外用和局部使用，亦可制成缓控释制剂，是一种开始引人注目并有良好发展前景的剂型。

滴丸剂所用的基质可分为两大类，即水溶性基质和脂溶性基质。水溶性基质常用的有聚乙二醇类（PEG6000、PEG4000 等）、聚维酮（PVP）、硬脂酸钠、泊洛沙姆、硬脂酸聚烃氧（40）酯、明胶等。脂溶性基质的代表物质有硬脂酸、单硬脂酸甘油酯、硬脂醇、半合成脂肪酸酯、氢化植物油等。使用混合基质的目的是增大药物溶化时的溶解量，调节溶出时限或溶散时限，可以将 2 种或多种基质混合使用。冷凝液是滴丸制备过程中的另一个重要物质。常用的冷凝液有液状石蜡、植物油、二甲基硅油、水和不同浓度的乙醇等，应根据基质的性质选用互不相容的冷凝液。

滴丸采用滴制法制备。需先将主药溶解、混悬或乳化在适宜的已熔融的基质中，保持恒定的温度（80～100℃），经过大小管径的滴头等速滴入冷凝液中，凝固形成的丸粒徐徐沉入器底，或浮于冷凝液的表面，取出，洗去冷凝液，干燥，即成滴丸。

二、预习思考题

1. 如何选择滴丸的基质和冷凝液？

2. 滴丸的应用特点有哪些？

3. 滴丸的质量检查项目有哪些？如何操作？如何判断结果？

4. 简述滴丸机的工作原理。

三、仪器和试剂

1. 主要仪器与器皿　电子天平、包衣机、均质机、烘箱、筛网、滴丸机、崩解仪等。

2. 主要试剂　银杏叶提取物、聚乙二醇 4000、二甲基硅油。

四、处方示例

银杏叶滴丸（参考阅读材料 3.14）

银杏叶提取物	16 g
聚乙二醇 4000	44 g
二甲基硅油	适量

五、实验步骤（以示例处方为例）

（一）基础步骤

1. 取银杏叶提取物，加 44 g 聚乙二醇 4000，加热熔化，混匀。

2. 滴入冷凝液二甲基硅油中，制成 1000 丸，除去表面油迹，即得。

3. 按药典规定对上述滴丸进行重量差异、溶散时限检查。

（1）重量差异检查：取供试品 20 丸，精密称定总重量，求得平均丸重后，再分别精密称定每丸的重量。每丸重量与标示丸重相比较（无标示丸重的，与平均丸重比较），按表 3-8 中的规定，超出重量差异限度的不得多于 2 丸，并不得有 1 丸超出限度的 1 倍。

表 3-8　丸剂重量差异限度

标示丸重或平均丸重	重量差异限度
0.03 g 及 0.03 g 以下	±15%
0.03 g 以上至 0.1 g	±12%
0.1 g 以上至 0.3 g	±10%
0.3 g 以上	±7.5%

（2）溶散时限：除另有规定外，取供试品 6 丸，选择适当孔径筛网的吊篮（丸剂直径在 2.5 mm 以下的用孔径约 0.42 mm 的筛网；在 2.5～3.5 mm 的用孔径约 1.0 mm 的筛网；在 3.5 mm 以上的用孔径约 2.0 mm 的筛网），依照崩解时限检查法（通则 0921）片剂项下的方法不加挡板进行检查。应在 30 min 内全部溶散，全部通过筛网。如有细小颗粒状物未通过筛网，但已软化且无硬心者可按符合规定论。

（二）自主探索

1. 考察不同的滴制工艺（如滴头形状与大小、滴制速度、滴制温度等）对滴丸外观、丸重、重量差异等质量的影响。

2. 考察二甲基硅油的黏度（如 50、350、800 mm²/s）对滴丸外观的影响。

六、思考题

1. 影响滴丸质量如圆整度、丸重、重量差异的因素有哪些？

2. 滴丸中药物的存在形式可能有哪些？

3. 你知道的新型滴丸有哪些？举例说明。

七、阅读材料

3.14 王小平, 瞿海斌. 一种基于计算流体动力学技术的银杏叶滴丸滴制过程仿真方法. 药学学报, 2023, 58(10): 2909-2913.

※ 高端模块：微丸胶囊的制备

一、实验原理

微丸（又称小丸，pellets），是指直径在 0.5～1.0 mm 内的球形或类球形口服固体剂型，一般不超过 2.5 mm。微丸是一种多单元口服剂型，通常单次给药的药量由几十至几百个小丸组成。微丸可装入胶囊或压成片剂，或制成其他剂型供临床使用；也可采用不同的处方及制备方法，将药物制成速释、缓释或其他用途的微丸制剂（阅读材料 3.15）。

与其他口服制剂相比，微丸有如下优点。

（1）一个剂量由多个分散单元组成，口服后可大面积、均匀地分散在胃肠道，提高药物的生物利用度，同时降低因局部药物浓度过大而产生的消化道刺激。

（2）在胃肠道的转运不受胃排空的影响，药物在体内吸收均匀，个体差异小。

（3）可将不同释药速率的小丸进行组合，实现预期的释药速率，个别小丸质量的偏差对整体释药速率影响较小，批间重现性好。

（4）可改善药物的稳定性，如避免多种药物间的配伍禁忌、减缓药物降解速度等。

（5）外形美观，流动性好，微丸灌装胶囊剂时不需助流剂，相比于用粉末装填胶囊重量差异小。

常用的微丸制备工艺有挤出滚圆法、热熔挤出（滚圆）法、离心-流化造丸法等。挤出滚圆法是先将黏合剂加入药物和辅料粉末中，混合均匀，通过挤出机挤成条柱状，再在滚圆机中切割、滚制成大小均匀的球形，最后干燥处理。热熔挤出（滚圆）法是先将所需物料加入逐段控温的机筒中，物料在螺杆推进下不断前移，在一定的区段熔融或软化后，物料在剪切元件和混合元件的作用下均匀混合，最后以一定的压力、速度和形状从模口挤出；再将挤出物料置于滚圆机，在加热状态下进行滚圆。离心-流化造丸法是将部分药物与合适辅料的混合细粉或母粒直接投入离心机流化床内并鼓风，粉料在离心力及摩擦力的作用下，形成涡旋回转运动的粒子流，使粒子翻滚和搅拌均匀，通过喷枪喷射入适量的雾化浆液，粉料凝结成粒，首先获得直径为 0.18～0.45 mm 的球形母核，然后继续喷入雾化浆液并喷撒含药粉料，使母核增大成丸，最终获得圆整度很高的小丸。

二、预习思考题

1. 如何进行微丸的质量评价？

2. 影响微丸成型的因素有哪些？

3. 挤出滚圆法、离心-流化造丸法中，影响微丸质量的工艺因素有哪些？

三、仪器和试剂（示例）

1. 主要仪器与器皿　电子天平、烘箱、筛网、球形微丸造粒机、挤出滚圆制丸机、流化包衣机、多功能制丸机、鼓风烘箱、脆碎度测试仪，根据实际仪器种类选配其他仪器。

2. 主要试剂　黄芪总皂苷、微晶纤维素、羟丙基甲基纤维素、壳聚糖、卡波姆 940、乙醇等。

四、处方示例

黄芪总皂苷微丸（参考阅读材料 3.16）

黄芪总皂苷	10 g
微晶纤维素	40 g
70% 乙醇溶液	适量

五、实验步骤（以示例处方为例）

（一）基础步骤

1. 取黄芪总皂苷原料药与微晶纤维素按等量递增法混合，过筛，加适量 70% 乙醇溶液不断捏合制备成软材。

2. 将软材置于单轴向螺杆挤出机中挤出（筛网孔径为 0.6 mm，挤出速度为 60 r/min），得到挤出物。

3. 将挤出物置于滚圆制丸机中，滚圆速度为 1～500 r/min，滚圆时间为 3 min，得到微丸。

4. 将微丸置于鼓风烘箱中，于 60℃下干燥 3 h，即得黄芪总皂苷普通微丸。

5. 计算微丸的得率，评价其粒径、圆整度、脆碎度。

（1）得率：称定制剂原料、辅料质量。取烘干后微丸过24、60目筛（0.3～0.8 mm），称定过24目筛不过60目筛的微丸质量，计算得率。

（2）圆整度：称取筛分后的微丸样品约1 g，均匀铺于长为10 cm的光面玻璃板一端，并缓缓抬起玻璃板另一端，直到所有微丸样品开始滚动时，测定玻璃抬起高度（h，cm）。由反正弦求算倾斜平面与水平面所形成的夹角（θ）即平面临界角，表征微丸的圆整度。θ越小，表明微丸的圆整度越好。

（3）脆碎度：称取过筛后的微丸样品10 g，置于片剂脆碎度测试仪中，以25 r/min转速进行测定。将经脆碎度测试后的微丸样品过60目筛，称量通过60目筛的微丸及细粉的质量（w_1），计算脆碎度（Fri）。

$$Fri = w_1 / 10$$

6. 将微丸通过含量测定确定装量，灌装于1号胶囊中，即得微丸胶囊剂。

（二）自主探索

1. 可考察软材的性质对微丸的质量，如得率、圆整度、脆碎度等的影响。

2. 可调挤出滚圆的参数设置，考察各参数对微丸质量，如得率、圆整度、脆碎度等的影响。

3. 设计生物黏附性微丸，考察辅料用量对软材性质和微丸黏附性的影响。

提示：可以考虑在处方中添加生物黏附性材料，如羟丙基甲基纤维素、壳聚糖、卡波姆940等。

六、思考题

1. 挤出滚圆法制备微丸，影响微丸外观的因素有哪些？

2. 微丸除了可装于胶囊中，还可以制成哪些剂型？

七、阅读材料

3.15 陈眉眉，王成润，金一. 泮托拉唑钠肠溶微丸型片剂的制备. 药学学报，2011，46(1): 96-101.

3.16 李磊，沈岚，王晓柠，等. 基于软材物性参数的黄芪总皂苷生物黏附微丸的制备和黏附性能评价. 药学学报，2019，54(11): 2093-2099.

第3节　口服液体制剂的制备与评价

实验目的

1. 知识目标　熟悉药物口服吸收困难的原因及解决策略；掌握乳剂、自微乳、纳米晶、药物纳米晶自稳定皮克林乳液等口服新剂型的特点、制备和质量评价，熟悉其提高难溶性药物口服吸收的机制。

2. 能力目标　具有根据药物性质设计适宜剂型，提高其口服吸收的制剂设计能力。

3. 思政目标　创新性融入编者的科研成果——皮克林乳液的开发，培养学生的专业自信，有效提升学生的专业认同感。

※ 基础模块：乳剂的制备与评价

一、实验原理

乳剂是指互不相溶的两相液体混合，其中一相液体以液滴（0.1～10 μm）状态分散于另一相液体中形成的非均相液体制剂。两相中通常一相是水或水溶液，称为水相，用 W 表示；另一相是油或与水不相溶的其他有机液体，称为油相，用 O 表示。形成液滴的一相称为分散相、内相、非连续相；另一相则称为分散介质、外相、连续相。一般液滴粒径在 0.1～0.5 μm 的称为亚微乳，液滴粒径在 0.01～0.1 μm 的称为微乳。

乳剂的形成和稳定与 2 个学说有关。一是界面张力学说：乳剂的形成是通过外力将一种液体均匀分散于另外一种互不相溶的液体中的过程。外力对系统做的功 W 可用下式表示：

$$W = \Delta A \sigma_{L-L}$$

式中，W 为系统增加的表面自由能；ΔA 为系统增加的总表面积；σ_{L-L} 为液-液界面张力。

形成乳剂后，系统增加的总表面积 ΔA 显著增大，降低液-液界面张力 σ_{L-L} 可减少系统增加的表面自由能 W，有利于乳剂的制备与稳定。二是吸附乳化膜理论：乳化剂可在乳滴表面形成吸附膜，起到机械阻隔作用，防止乳滴的聚集合并，提高稳定性。

影响乳剂类型的因素较多。最重要的因素是乳化剂的性质和其亲水亲油平衡值（HLB），其次是相体积分数、吸附乳化膜的牢固性、制备方法、两相黏度等。

乳剂稳定性较差，容易出现分层、絮凝、转向、合并、破坏等不稳定现象。

二、预习思考题

1. 什么是乳剂？乳剂可分为哪些类型？

2. 乳剂的稳定剂可分为哪些类型？各有哪些代表物质？

3. 稳定乳剂的机制分别是什么？决定乳剂类型（O/W 或 W/O）的因素有哪些？

4. 乳剂的不稳定表现有哪些？药典中如何评价乳剂的稳定性？

三、仪器和试剂

1. 主要仪器与器皿　电子天平、恒温磁力搅拌器、离心机、高剪切混合机、显微镜等。

2. 主要试剂　茶树油、植物多糖魔芋葡甘聚糖、乙基纤维素、无水乙醇、乙酸乙酯、纯化水、苏丹红、亚甲蓝等。

四、处方示例

茶树油乳液（参考阅读材料 3.17）

茶树油	2.5 g
植物多糖魔芋葡甘聚糖	0.4 g
乙基纤维素	0.2 g
无水乙醇	1 mL
乙酸乙酯	1 mL
纯化水	50 mL

五、实验步骤（以示例处方为例）

（一）基础步骤

1. 制备

（1）称取 0.4 g 植物多糖魔芋葡甘聚糖在搅拌条件下缓慢加入 30 mL 纯化水中，待其完全溶胀后，作为水相。

（2）称取 2.5 g 茶树油、0.2 g 乙基纤维素加入 1 mL 无水乙醇和 1 mL 乙酸乙酯中，待其完全溶胀后，作为油相。

（3）在 60℃水浴加热条件下，将油相加入水相中，加纯化水至 50 mL，迅速搅拌混匀，10 000 r/min 高速搅拌 15 min，即得。

2. 类型鉴别

（1）稀释法：取乳剂 1 mL 于小试管中，加纯化水 5 mL，用力振摇，观察是否能混匀。

（2）染色法：取乳剂 1 滴于载玻片上，分别加苏丹红、亚甲蓝粉末（用量极少，稍有几粒粉末即可），玻璃棒涂匀，显微镜下观察染色情况。

3. 稳定性评价

（1）将乳剂静置一段时间，观察是否有油滴析出。

（2）取乳剂 2 mL，于 1800×g 离心 15 min。观察是否有油相、沉淀析出等不稳定现象。

（二）自主探索

1. 考察植物多糖魔芋葡甘聚糖的用量（如 0.1、0.2、0.3、0.4 g）对乳剂稳定性的影响。

2. 设计以表面活性剂为乳化剂的茶树油乳液。

六、注意事项

单因素实验进行比较时，一定要遵循平行原则。除了待考察因素外，其余条件均保持一致。如考察稳定剂品种的影响，则各组只能改变稳定剂品种，其余条件如稳定剂用量、制备方法、工艺条件，甚至容器都必须保持一致。

七、思考题

1. 处方中各组分的作用是什么？该乳剂的稳定机制是什么？

2. 除了添加稳定剂，还有哪些方法可以提高乳剂的稳定性？

八、阅读材料

3.17 胡静璐, 刘一婧, 杜丽娜, 等. 茶树油乳液对水蛭驱避作用的研究. 药学学报, 2022, 57(6): 1895-1900.

※ 进阶模块：自微乳

一、实验原理

自微乳给药系统（SMEDDS）是一种新型给药系统，是由原料药、油相、乳化剂、助乳化剂以一定的比例混合后形成的混合体系。自微乳口服后，在胃肠道的蠕动作用下，可自发地形成粒径小于 100 nm 的 O/W 型微乳。各组分常用种类如下。

1. 油相　可增大药物的溶解度，避免药物与外周环境直接接触，保护药物不被体内活性物质降解，增加药物稳定性的同时降低药物刺激性。目前常用的油相有植物油，如大豆油、花生油、菜籽油等，以及脂肪酸酯类，尤其以中链脂肪酸酯类较为常用。

2. 乳化剂　对自微乳的稳定性、自乳化性起重要作用。主要以安全性较高的高 HLB 值（11～15）非离子型表面活性剂为主。常用的有吐温 80（Tween 80）、十二烷基硫酸钠、甘油月桂酸酯、RH 40、泊洛沙姆等。

3. 助乳化剂　助乳化剂可辅助溶解药物，并通过改变油水界面曲率、增加界面膜流动性帮助纳米乳的形成并维持其热力学稳定，常用的助乳化剂有乙醇、丁醇、甘油及二乙二醇单乙醚等。

自微乳具有热力学稳定、低黏性和各向同性等特点，且体系中不含水，可克服其他含水脂质体系热不稳定的缺点。作为一种新型载药体系，自微乳在口服给药中广泛应用。自微乳口服后先经胃液分散稀释形成微乳，再于小肠中经各种消化酶和胆盐等作用被消化。SMEDDS 能够通过提高药物溶解度、增加细胞通透性、触发淋巴转运等机制显著提高水难溶性药物的口服生物利用度。目前已有替拉那韦、沙奎那韦、环孢素、利托那韦等的 SMEDDS 上市。

自微乳在常温下为液态，具有稳定性相对较差、载药量较低、不便于存储和运输、胃肠道不良反应等缺点。通过固化工艺制成固体自微乳，可以有效解决以上问题。

二、预习思考题

1. 比较普通乳剂、微乳和自微乳的异同。

2. 自微乳释药系统提高难溶性药物生物利用度的机制是什么？

3. 如何绘制自微乳处方筛选的伪三元相图？

三、仪器和试剂

1. 主要仪器与器皿   电子天平、磁力搅拌器、粒度分析仪等。

2. 主要试剂   西罗莫司、二乙二醇单乙基醚（Transcutol HP）、油酸聚乙二醇甘油酯（Labrafil M1944CS）、聚氧乙烯-35-蓖麻油（Cremophor EL）、柠檬酸等。

四、处方示例

西罗莫司自微乳（参考阅读材料 3.18）

西罗莫司	1 g
Transcutol HP	19 g
Labrafil M1944CS	22 g
Cremophor EL	39 g
柠檬酸	0.16 g

五、实验步骤

（一）基础步骤

1. 制备

（1）称取西罗莫司粉末，加到助乳化剂 Transcutol HP 中，不断搅拌直至溶解。

（2）再加入油相 Labrafil M1944CS 及乳化剂 Cremophor EL，不断搅拌至形成淡黄色澄清溶液。

（3）最后加入柠檬酸，即得。

2. 评价   将制得的西罗莫司自微乳在搅拌下加适量纯化水，观察是否形成微乳（略带淡蓝色乳光的半透明的胶体分散体系），并用粒度分析仪测定其粒径。

（二）自主探索

利用伪三元相图优选其他可形成自微乳的处方组成。

（1）将 Cremophor EL 和 Transcutol HP 按质量比（如 1:9）混合均匀，作为混合乳化剂。

（2）将混合乳化剂与 Labrafil M1944CS 按 1:9 的质量比，搅拌混合均匀，在搅拌下逐滴加入纯化水，观察体系由浑浊变澄清或由澄清变浑浊的现象，记录临界点时的加水量，计算临界点时混合乳化剂、油相和水相的质量百分比。

（3）同上操作，测定混合乳化剂与 Labrafil M1944CS 质量比分别为 2∶8、3∶7、4∶6、5∶5、6∶4、7∶3、8∶2 及 9∶1 时的临界点，计算各点的乳化剂、油相和水相的质量百分比（表 3-9）。

表 3-9　各临界点上的各组分量及质量百分比

序号	混合乳化剂（g）	油相（g）	水（g）	混合乳化剂（%）	油（%）	水（%）
1	0.50	4.50				
2	1.0	4.0				
3	1.5	3.5				
4	2.0	3.0				
5	2.5	2.5				
6	3.0	2.0				
7	3.5	1.5				
8	4.0	1.0				
9	4.5	0.5				

（4）以混合乳化剂、油相和水相分别为等边三角形的 3 个顶点，找出各临界点在三角形中的位置，将各点连接，获得能形成微乳的区域。

如图 3-3 所示，等边三角形的三个顶点分别代表混合乳化剂、油和水的纯组成，即 A 点为 100% 水，B 为 100% 混合乳化剂，C 点则为 100% 油。对着 A 点画一条平行于 BC 边的直线，与 CA 边的交点即为水的百分比。如 D 点的组成为 9% 的混合乳化剂，29% 油，62% 的水，三者总和为 100%。

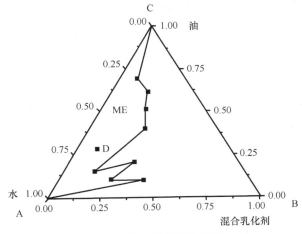

图 3-3　伪三元相图的示例

（5）微乳区内任意一个点，都可以根据伪三元相图确定该点混合乳化剂和油相的比例，再根据乳化剂和助乳化剂的 K_m 比值，进一步确定乳化剂、助乳化剂和油相的质量比。

六、注意事项

有些乳化剂和油在一定配比下，滴加水可能出现复杂的变化，如有机相由澄清变为浑浊，继续滴加水后又变浑浊，再继续加水又可以再次变为澄清。需要记录各个转变临界点时的加水量，计算各组分的质量百分比。

七、思考题

1. 分析处方中各组分的作用。

2. 仅用乳化剂，而不加助乳化剂能否制备出自微乳？

3. 如何筛选自微乳的最优处方？

4. 如何将自微乳固体化，以进一步提高稳定性，拓宽应用（阅读材料3.19、3.20）？

八、阅读材料

3.18 黄雯婷, 刘志宏, 张灵娜, 等. 基于介孔硅固化自微乳的西罗莫司缓释片的制备与评价. 药学学报, 2023, 58(4): 1049-1058.

3.19 余越, 陶春, 杨海跃, 等. 不同孔径介孔二氧化硅纳米粒的制备及其用于固化西罗莫司自微乳. 药学学报, 2017, 52(6): 985-991.

3.20 肖璐, 易涛. 羟丙甲基纤维素作为过饱和自乳化给药系统的沉淀抑制剂的机制研究. 药学学报, 2013, 48(5): 767-772.

※ 高端模块：药物纳米晶自稳定皮克林乳液

一、实验原理

1903年，拉姆斯登（Ramsden）发现固体微粒可以稳定乳液，随后皮克林（Pickering）也证实超细的固体微粒可以稳定地存在于水/油界面，起到稳定乳液的作用。这种乳液就被命名为皮克林乳液。固体微粒可在乳滴表面紧密排布，形成一层致密的膜对乳滴进行包裹，使之具有刚性的壳状结构。这种壳状结构能有效阻止乳滴碰撞、变形和聚集，抑制乳滴合并，起到稳定乳液的作用。

传统皮克林乳液的固体微粒包括二氧化硅、碳纳米管、脂肪、蛋白质、淀粉、纤维素纳米粒等。鉴于难溶性药物纳米晶也是一种固体微粒，也有可能吸附于乳滴表面，稳定乳液，药物纳米晶自稳定皮克林乳液被开发出来，用于难溶性药物的口服给药，可显著提高难溶性药物的口服吸收。在这种以难溶性药物自身纳米晶为固体微粒稳定剂的新型皮克林乳液中，难溶性药物部分以分子形式溶解于油中，部分以纳米晶体形式吸附于油滴表面，对油滴形成包裹，稳定乳液。药物既是治疗物质，又是乳液的稳定剂，最大限度地减少辅料用量，提高了用药的安全性和载药量。

　　纳米晶是药物纳米晶自稳定皮克林乳液制备成功与否的关键因素之一。固体颗粒吸附于液滴表面的能力取决于固体颗粒对油相或者水相具有部分润湿性：一般而言，接触角 θ 越接近 90°，乳液越稳定；接触角为 0 或 180° 的微粒可能导致其完全分散于水相或者油相，失去稳定作用。此外，纳米晶的粒径、浓度、电荷对乳液的形成与稳定也有一定影响。

　　纳米晶是指将原料药直接纳米化，形成的无须载体材料且粒径小于 1 μm 的药物颗粒，可分散于水中形成的一种亚微米胶体分散体系，也称纳米混悬液。与原料药相比，药物纳米晶的溶解度和溶出度增加，对生物膜的黏附性增大，可提高难溶性药物的口服吸收。作为药物递送系统可进一步固化并加工成各种剂型，涵盖片剂、胶囊和冻干粉针剂等。

　　迄今为止，纳米晶体药物主要有 3 种制备技术——"自上而下"（top-down）技术、"自下而上"（bottom-up）技术和组合技术。top-down 技术中，原料药通过一定的机械过程缩小药物颗粒尺寸至纳米范围，常用方法有湿法介质研磨法、高压均质法、超声法等。bottom-up 技术是通过控制药物的结晶和成核过程得到粒径在纳米范围的药物晶体，常用方法有反溶剂沉淀法、酸碱沉淀法等。组合技术通过将预处理步骤和粒径减小步骤相结合，应用多项技术的协同作用来制备药物晶体。

二、预习思考题

　　1. 什么是纳米晶？纳米晶为什么能提高难溶性药物的口服吸收？

　　2. 纳米晶的制备方法有哪些？简述其原理。

　　3. 纳米晶的质量评价指标有哪些？如何进行？

　　4. 相对于表面活性剂乳液或异相固体微粒稳定的皮克林乳液，药物纳米晶自稳定皮克林乳液有哪些优点？

　　5. 皮克林乳液的制备方法有哪些？

　　6. 皮克林乳液的质量评价指标有哪些？

三、仪器和试剂（示例）

　　1. 主要仪器与器皿　高剪切混合仪、高压均质机、电子天平、纳米粒度及 Zeta 电位分析仪、紫外-可见分光光度计、光学生物显微镜等。

　　2. 主要试剂　水飞蓟宾、中链脂肪酸甘油酯、纯化水等。

四、处方示例

水飞蓟宾纳米晶自稳定皮克林乳液（详见阅读材料 3.21）

水飞蓟宾	800 mg
中链脂肪酸甘油酯	5 mL
纯化水	80 mL

五、实验步骤（以示例处方为例）

（一）基础步骤

1. 乳液的制备

（1）分别称取水飞蓟宾原料药 800 mg，加至 30 mL 纯化水中，涡旋 2 min 后，以 13 000 r/min 高速剪切 2 min，再加入纯化水 50 mL，在 100 MPa 条件下均质循环 10 次制得纳米晶。

（2）将所制得的纳米晶与 5 mL 中链脂肪酸甘油酯混合，以 13 000 r/min 高速剪切 2 min，再使用高压均质机在 100 MPa 条件下循环 10 次，即得。

2. 纳米晶的粒径测定　取纳米晶混悬液适量，纯化水稀释 10 倍后，用粒度分析仪测定粒径及其分布。

3. 乳液的评价

（1）外观：取新制备的样品 6 mL，装于西林瓶中，室温静置，分别在配制后和 7 日后观察是否有油相分层、沉淀、絮凝等不稳定现象。

（2）离心稳定性：取 3 mL 样品置于 4 mL 离心管中，1800×g 离心 15 min，观察乳液的外观变化，包括油相的析出、水层的清亮程度、沉淀析出等。

（3）乳液浊度：取上述离心后的乳层样品，紫外-可见分光光度计于 600 nm 波长处测定吸光度值。

（4）取乳滴 1 滴，点于载玻片上，显微镜观察乳滴的形态和大小。

（二）自主探索

1. 反溶剂法制备水飞蓟宾纳米晶，与高压均质法进行比较。

2. 考察均质压力（如 50、60、70、80、90、100、110、120 MPa）对水飞蓟宾纳米晶粒径及制备的皮克林乳液稳定性的影响。

3. 考察水飞蓟宾用量（如 100、200、300、400、600、800、1000 mg）对其纳米晶粒径及制备的皮克林乳液稳定性的影响。

六、注意事项

纳米晶自稳定皮克林乳液的稳定受诸多因素的影响（阅读材料 3.22），因此在实验中尤其要注意平行操作，否则结果无可比性。

七、思考题

1. 影响药物纳米晶自稳定皮克林乳液成型与稳定的因素有哪些？

2. 药物纳米晶自稳定皮克林乳液促进难溶性药物口服吸收的机制是什么？

3. 如何验证药物纳米晶吸附于乳滴表面，形成了核-壳结构？

八、阅读材料

3.21 张继芬, 刘川, 张焦, 等. 水飞蓟宾纳米晶自稳定 Pickering 乳液的制备及评价. 药学学报, 2016, 51(5): 813-820.

3.22 张继芬, 王艳华, 李清清, 等. Pickering 乳液给药系统的研究进展. 药学学报, 2019, 54(12): 2232-2239.

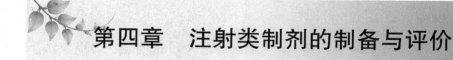

第四章 注射类制剂的制备与评价

第 1 节 易溶药物注射剂

实验目的

1. 知识目标 掌握注射类制剂的原辅料及处方设计、质量评价；掌握乳化-化学交联法制备微球制剂的原理；熟悉冻干粉针制备工艺流程及相关仪器设备的操作。

2. 能力目标 熟悉注射类制剂的制备过程中可能出现的质量问题及解决办法；熟悉冻干粉针和微球的设计与制备；熟悉查阅资料和优化处方的方法。

3. 思政目标 由于给药方式的特殊性，注射剂的安全性要求高于口服制剂，教学中详细分析注射剂毒副作用产生的原因，让学生认识到制剂相关职业的特殊性，培养学生的职业道德和敬业精神。

※ 基础模块：普通溶液型注射剂

一、实验原理

注射剂又称针剂，系指药物与适宜的溶剂或分散介质制成的供注入体内的溶液、乳状液或混悬液及供临用前配制或稀释成溶液或混悬液的粉末或浓溶液的无菌制剂。

注射剂由药物、溶剂、附加剂及特制的容器所组成。注射剂可分为注射液、注射用无菌粉末与注射用浓溶液。注射液包括溶液型、乳状液型和混悬型注射液，可用于肌内注射、静脉注射、静脉滴注等。其中，供静脉滴注用的大体积（除另有规定外，一般不小于 100 mL）注射液也称静脉输液。

注射剂的处方主要由主药、溶剂和附加剂组成。注射剂处方中所用的原辅料应针对来源及工艺等生产环节进行严格控制并应符合注射用的质量要求。注射剂所用溶剂必须安全无害，不得影响疗效和质量，一般分为水性溶剂和非水性溶剂。水性溶剂中最常用的为注射用水，也可用 0.9% 氯化钠溶液或其他适宜的水溶液；非水性溶剂中常用的为植物油，主要为供注射用大豆油，其他还有乙醇、丙二醇、聚乙二醇等溶剂。供注射用的非水性溶剂应严格限制其用量，并应在品种项下进行相应的检查。配制注射剂时，可根据药物的性质加入适宜的附加剂，如渗透压调节剂、pH 调节剂、增溶剂、助溶剂、抗氧剂、抑菌剂、乳化剂、助悬剂等。所用附加剂应不影响药物疗效，避免对检验产生干扰，使用浓度不得引起毒性或明显的刺激。常用的抗氧剂有亚硫酸钠、亚硫酸氢钠、焦亚硫酸钠，一般浓度为

0.1%～0.2%；常用的抑菌剂为0.5%苯酚、0.3%甲酚和0.5%三氯叔丁醇等。多剂量包装的注射液可加适宜的抑菌剂，抑菌剂的用量应能抑制注射液中微生物的生长，加有抑菌剂的注射液，仍应采用适宜的方法灭菌。静脉输液与脑池内、硬膜外、椎管内用的注射液均不得加抑菌剂。除另有规定外，一次注射量超过15 mL的注射液，不得加抑菌剂。

　　注射剂的制备过程由五大部分组成，即水处理系统、容器的处理系统、处方配制和灌封系统、消毒灭菌系统及灯检包装系统。本实验主要学习注射剂的处方配制和灌封及质量检测。下面以溶液型注射剂为例说明注射剂的制备工艺流程（图4-1）。

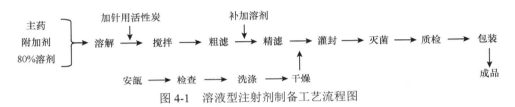

图4-1　溶液型注射剂制备工艺流程图

　　注射剂的质量检查项目主要包括热原检查、无菌检查、澄明度检查、pH测定、装量检查、渗透压（大容量注射剂）和药物含量，上述性质均应符合要求，在储存期内应稳定有效。有的注射剂按规定尚需进行有关物质、降压物质检查、异常毒性检查、刺激性、过敏试验及抽针试验等。注射液的pH应接近体液，一般控制在4～9，特殊情况下可以适当放宽，如葡萄糖注射液的pH为3.2～5.5、葡萄糖氯化钠注射液的pH为3.5～5.5。具体注射剂品种的pH确定不仅要考虑药物的稳定性，还要同时考虑药物的溶解度和疗效及人体的适应性。凡大量静脉注射或滴注的输液，应调节其渗透压与血浆渗透压相等或接近。在水溶液中不稳定的药物常制成注射用灭菌粉末即无菌冻干粉针或无菌粉末分装粉针，以保证注射剂在储存期内稳定、安全、有效（参考阅读材料4.1）。

二、预习思考题

　　1. 制备易氧化药物的注射液应注意哪些问题？
　　2. 注射剂的质量检查的标准操作和质量标准是什么？

三、仪器和试剂

　　1. 主要仪器与器皿　磁力搅拌器、pH计、布氏漏斗、安瓿瓶、微孔滤膜、熔封机、垂熔玻璃漏斗、灌注器、滴定管、澄明度检查仪、紫外-可见分光光度计、高效液相色谱仪、紫外线灯、移液枪等。
　　2. 主要试剂　原料药：维生素C。
　　辅料：碳酸氢钠、依地酸二钠、焦亚硫酸钠（稳定剂）、盐酸、氯化钠、针剂用活性炭、注射用水。

质量检测：0.05% 亚甲蓝乙醇溶液、1% 亚甲蓝或曙红溶液、乙酸乙酯-乙醇-水（5∶4∶1）、硅胶 GF254 薄层板、稀醋酸 5.7%～6.3%（g/g）、氯化钙试液、0.1 mol/L 盐酸溶液、草酸、丙酮、淀粉指示液、碘滴定液（0.05 mol/L）。

其他：氢氧化钠、硫酸铜、高锰酸钾、二氧化碳等。

四、处方示例

维生素 C 注射液（参考阅读材料 4.1）

维生素 C	5.0 g
碳酸氢钠	2.4 g（调节 pH 为 5.8～6.2）
依地酸二钠	0.005 g
焦亚硫酸钠	0.22 g
注射用水	加至 100 mL

五、实验步骤

（一）基础步骤

1. 空安瓿的处理　空安瓿在用前先用超纯水冲刷外壁，然后将安瓿中灌入超纯水甩洗 2 次。如果安瓿清洁程度差，可用 0.1% 盐酸溶液灌入安瓿，于 100℃，30 min 热处理后再洗涤。洗净后的安瓿倒放在烧杯内，120～140℃烘干备用。

2. 注射液配制用具的处理　垂熔玻璃漏斗、灌注器等玻璃用具，用重铬酸钾洗液浸泡 15 min 以上，用超纯水反复冲洗至不显酸性，再用蒸馏水冲洗 2～3 次，注射用水冲洗一次。乳胶管先用超纯水揉洗，再用 0.5%～1% 氢氧化钠溶液煮沸 30 min，洗去碱液，再用 0.5%～1% 盐酸溶液煮沸 30 min，洗去酸液，蒸馏水洗至中性再用注射用水煮沸即可。使用纯度较低的二氧化碳时依次分别通过浓硫酸除去水分、1% 硫酸铜除去有机硫化物、1% 高锰酸钾溶液除去微生物，最后通过注射用水，除去可溶性杂质和二氧化硫。目前生产常用的高纯氮（含 N 99.99%）可不经处理，或仅分别通过 50% 甘油、注射用水洗气瓶即可使用。

3. 制备工艺过程

（1）注射用水预处理：取注射用水 120 mL，煮沸，放置至室温，或通入二氧化碳（20～30 min）使其饱和，以除去溶解其中的氧气，备用。

（2）溶解：按处方称取依地酸二钠、焦亚硫酸钠，加至 80 mL 注射用水中使溶解，加入处方量维生素 C，搅拌使之溶解。

（3）调节 pH：分次缓慢加入碳酸氢钠粉末调节药液 pH 至 5.8～6.2。

（4）活性炭吸附：加入 0.05% 的针剂用活性炭于室温下搅拌 10 min。

（5）粗滤：用布氏漏斗过滤除炭。

（6）精滤：补加用二氧化碳饱和的注射用水至 100 mL，用 0.22 μm 的微孔滤膜精滤。

（7）灌封：检查滤液澄明度合格后灌封，每支 2.15 mL，二氧化碳饱和后熔封。

（8）灭菌与检漏：灌封好的安瓿应及时灭菌，小容量针剂从配制到灭菌应在 12 h 内完成，可采用 100℃流通蒸汽灭菌 15 min。灭菌完毕立即将安瓿放入 1% 亚甲蓝或曙红溶液中，挑出药液被染色的安瓿。将合格安瓿瓶外表面用水洗净，擦干，供质量检查用。

4. 质量检查　对照现行版《中国药典》中相关项目对制得的注射液进行质量评价，并将数据、检查结果及不合格的可能原因记入表格，合理分析原因（参考阅读材料 4.2）。

本品为维生素 C 的灭菌水溶液。含维生素 C（$C_6H_8O_6$）应为标示量的 93.0%～107.0%。

（1）性状：本品为无色至微黄色的澄明液体。

（2）鉴别

1）取本品，用水稀释制成 1 mL 中含维生素 C 10 mg 的溶液，取 4 mL，加 0.1 mol/L 盐酸溶液 4 mL，混匀，加 0.05% 亚甲蓝乙醇溶液 4 滴，置 40℃水浴中加热，3 min 内溶液应由深蓝色变为浅蓝色或完全褪色。

2）薄层色谱法（药典通则 0502）试验。

供试品溶液：取本品适量，用水稀释制成每 1 mL 中约含维生素 C 1 mg 的溶液。

对照品溶液：取维生素 C 对照品适量，加水溶解并稀释制成每 1 mL 中约含 1 mg 的溶液。

色谱条件：采用硅胶 GF254 薄层板，以乙酸乙酯：乙醇：水（5:4:1）为展开剂。

测定法：吸取供试品溶液与对照品溶液各 2 μL，分别点于同一薄层板上，展开，取出，晾干，置紫外线灯（254 nm）下检视。

结果判定：供试品溶液所显主斑点的位置和颜色应与对照品溶液的主斑点相同。

（3）检查

pH：应为 5.0～7.0。溶液的 pH 使用 pH 计（酸度计）测定。在只需测量大致 pH 的情况下，也可采用指示剂法或试纸法。

颜色：取本品，用水稀释制成每 1 mL 中含维生素 C 50 mg 的溶液，照紫外-可见分光光度法（通则 0401），在 420 nm 的波长处测定，吸光度不得过 0.06。

草酸：取本品，用水稀释制成每 1 mL 中约含维生素 C 50mg 的溶液，精密量取 5 mL，加稀醋酸 1 mL 与氯化钙试液 0.5 mL，摇匀，放置 1 h，作为供试品溶液；精密称取草酸 75 mg，置 500 mL 量瓶中，加水溶解并稀释至刻度，摇匀，精密量取 5 mL，加稀醋酸 1 mL 与氯化钙试液 0.5 mL，摇匀，放置 1 h，作为对照溶液。供试品溶液产生的浑浊不得浓于对照溶液（0.3%）。

（4）装量：注射液及注射用浓溶液照下述方法检查，应符合规定。

检查法：供试品标示装量不大于 2 mL 者，取供试品 5 支（瓶）；2 mL 以上至

50 mL 者，取供试品 3 支（瓶）。开启时注意避免损失，将内容物分别用相应体积的干燥注射器及注射针头抽尽，然后缓慢连续地注入经标化的量入式量筒内（量筒的大小应使待测体积至少占其额定体积的 40%，不排尽针头中的液体），在室温下检视。测定油溶液、乳状液或混悬液时，应先加温（如有必要）摇匀，再用干燥注射器及注射针头抽尽后，同前法操作，放冷（加温时），检视。每支（瓶）的装量均不得少于其标示装量。

（5）含量测定：精密量取本品适量（约相当于维生素 C 0.2 g），加水 15 mL 与丙酮 2 mL，摇匀，放置 5 min，加稀醋酸 4 mL 与淀粉指示液 1 mL，用碘滴定液（0.05 mol/L）滴定至溶液显蓝色并持续 30s 不褪。每 1 mL 碘滴定液（0.05 mol/L）相当于 8.806 mg 的 $C_6H_8O_6$。

（6）可见异物：灯检法，应在暗室下进行。

检查装置如（图 4-2）所示。

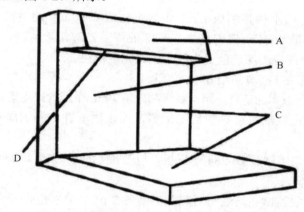

图 4-2　灯检法示意图

A. 带有遮光板的日光灯光源（光照度可在 1000～4000 lx 范围内调节）；B. 不反光的黑色背景；C. 不反光的白色背景和底部（供检查有色杂质）；D. 反光的白色背景（指遮光板内侧）

检查法：按以下各类供试品的要求，取规定量供试品，除去容器标签，擦净容器外壁，必要时将药液转移至洁净透明的适宜容器内，将供试品置遮光板边缘处，在明视距离（指供试品至人眼的清晰观测距离，通常为 25 cm），手持容器颈部，轻轻旋转和翻转容器（但应避免产生气泡），使药液中可能存在的可见异物悬浮，分别在黑色和白色背景下目视检查，重复观察，总检查时限为 20 s。供试品装量每支（瓶）在 10 mL 及 10 mL 以下的，每次检查可手持 2 支（瓶）。50 mL 或 50 mL 以上大容量注射液按直、横、倒三步法旋转检视。供试品溶液中有大量气泡产生影响观察时，需静置足够时间至气泡消失后检查。

用无色透明容器包装的无色供试品溶液，检查时被观察供试品所在处的光照度应为 1000～1500 lx；用透明塑料容器包装、棕色透明容器包装的供试品或有色供试品溶液，光照度应为 2000～3000 lx；混悬型供试品或乳状液，光照度应增加至约 4000 lx。

注射液：除另有规定外，取供试品 20 支（瓶），按上述方法检查。

维生素 C 注射液质量检查及澄明度检查结果见表 4-1、表 4-2。

表 4-1　维生素 C 注射液质量检查结果

序号	检查项目	数据记录	质量检查结果	不合格的可能原因
1	pH			
2	含量			
3	颜色			
4	装量			
5	可见异物			

表 4-2　澄明度检查结果

检查总数（支）	废品数（支）						合格数（支）	合格率（%）
	玻璃屑	纤维	白点	焦头	其他	总数		

（二）自主探索

1. 注射剂质量影响因素考察　注射剂的质量受多种因素综合影响。在进行注射剂制备的实验时，可设计实验对不同因素进行考察。

保持处方中其他辅料及后续制备工艺不变，记录使用不同计量的碳酸氢钠后的不同，并以此为依据进行处方优化（表 4-3）。

表 4-3　pH 对维生素 C 注射液质量的影响考察

序号	pH	结果
1	≤2	
2	5.5～6.5	
3	≥7	
4	8～9	

本品稳定性与温度有关。实验证明，用 100℃流通蒸汽 30 min 灭菌，含量减少 3%，而 100℃流通蒸汽灭菌 15 min，含量只减少 2%，故以 100℃流通蒸汽 15 min 灭菌为宜（表 4-4）。

表 4-4　温度对维生素 C 注射液质量的影响考察

序号	灭菌温度（℃）	灭菌时间（min）	药品含量
1	100	30	
2	100	15	
3	120	15	
4	120	10	

2. 注射剂无菌考察 由于注射剂在临床应用时直接注入人体组织、器官或者血液，无菌是注射剂的重要质量控制要求之一，合理并经过验证的灭菌工艺过程、良好的无菌保证体系是实现注射剂无菌的重要保障。

（1）注射剂无菌保证工艺：注射剂无菌保证工艺是指为实现规定的无菌保证水平所采取的经过充分验证后的灭菌（无菌）生产工艺。目前，注射剂的无菌保证工艺主要有如下两种。

1）终端灭菌工艺（terminal sterilization process）：在控制微生物污染量的基础上，在药品灌封后，通过湿热灭菌方式除菌。一般来说，本方法成本低，无菌保证水平高，适宜于大容量注射剂的灭菌。

2）无菌生产工艺（aseptic processing）：是指以防止污染为目的，在无菌系统环境下，通过除菌过滤法或无菌操作法，消除导致污染的各种可能性来保证无菌水平。无菌生产工艺一般适宜于粉针剂，亦可适宜于临床需要，但不能进行终端灭菌的小容量注射剂。目前评价无菌生产工艺是否有效，多注重无菌生产工艺的设计是否合理，所用的设备与工艺是否经过充分的验证，在此基础上，切实按照验证后的工艺进行生产，以保证灭菌（无菌）工艺的可靠性。

无菌生产工艺和终端灭菌工艺具有不同的系统要求、不同的除菌方法和不同的无菌保证结果，这是由于无菌生产工艺对环境系统的要求高，且影响无菌操作的因素多而使得无菌保证水平比终端灭菌工艺低。

（2）无菌检查法：无菌检查法系用于检查药典要求无菌的药品、生物制品、医疗器械、原料、辅料及其他品种是否无菌的一种方法。若供试品符合无菌检查法的规定，仅表明了供试品在该检验条件下未发现微生物污染。

无菌检查应在无菌条件下进行，检查环境必须达到无菌检查的要求，检验全过程应严格遵守无菌操作，防止微生物污染，防止污染的措施不得影响供试品中微生物的检出。单向流空气区域、工作台面及受控环境应定期按医药工业洁净室（区）悬浮粒子、浮游菌和沉降菌的测试方法的现行国家标准进行洁净度确认。隔离系统应定期按相关的要求进行验证，其内部环境的洁净度须符合无菌检查的要求。日常检验需对试验环境进行监测。

1）培养基：按处方制备培养基，配制后采用验证合格的灭菌程序灭菌。无菌检查用的硫乙醇酸盐流体培养基和胰酪大豆胨液体培养基等应符合培养基的无菌性检查及灵敏度检查的要求。本检查可在供试品的无菌检查前或与供试品的无菌检查同时进行。制备菌液后在培养基上接种。最终得出结果空白对照管应无菌生长，若加菌的培养基管均生长良好，判该培养基的灵敏度检查符合规定。

2）稀释液、冲洗液：根据供试品的特性，选择经验证的适宜溶液作为稀释液或冲洗液。

3）方法实用性试验：进行产品无菌检查时，应进行方法适用性试验，以确认所采用的方法适合于该产品的无菌检查。若检验程序或产品发生变化可能影响检验结果时，应重新进行方法适用性试验。

4）无菌检查法

A. 薄膜过滤法：按供试品的无菌检查要求，取每种培养基规定接种的供试品总量，采用薄膜过滤法过滤，冲洗，在最后一次的冲洗液中加入不大于 100 cfu 的试验菌，过滤。加培养基至滤筒内，接种金黄色葡萄球菌、大肠埃希菌、生孢梭菌的滤筒内加硫乙醇酸盐流体培养基；接种枯草芽孢杆菌、白念珠菌、黑曲霉的滤筒内加胰酪大豆胨液体培养基。另取一装有同体积培养基的容器，加入等量试验菌，作为对照。置规定温度培养，培养时间不得超过 5 天。

B. 直接接种法：取符合直接接种法培养基用量要求的硫乙醇酸盐流体培养基 6 管，分别接入不大于 100 cfu 的金黄色葡萄球菌、大肠埃希菌、生孢梭菌各 2 管；取符合直接接种法培养基用量要求的胰酪大豆胨液体培养基 6 管，分别接入不大于 100 cfu 的枯草芽孢杆菌、白念珠菌、黑曲霉各 2 管。其中 1 管按供试品的无菌检查要求，接入每支培养基规定的供试品接种量，另 1 管作为对照，置规定的温度培养，培养时间不得超过 5 天。

5）结果判断：若供试品管均澄清，或虽显浑浊，但经确证无菌生长，判供试品符合规定；若供试品管中任何一管显浑浊并确证有菌生长，判供试品不符合规定，除非能充分证明试验结果无效，即生长的微生物非供试品所含。

六、注意事项

1. 配液时，将碳酸氢钠加入维生素 C 溶液中时速度要慢，以防止产生大量气泡使溶液溢出，同时要不断搅拌，以防局部碱性过强，造成维生素破坏。

2. 影响本品稳定性的因素除原、辅料质量外，还有空气中的氧、溶液的 pH 和金属离子，特别是铜离子。因此生产上采取充填惰性气体、调节药液 pH、加抗氧剂及金属络合剂等措施。但实验表明抗氧剂只能改善本品色泽，对稳定制剂的含量没有作用，亚硫酸盐和半胱氨酸对改善本品色泽作用较显著。在制备过程中应避免与金属用具接触，进一步学习可参阅阅读材料 4.3。

七、思考题

1. 制备维生素 C 注射液为什么要通入二氧化碳？不通可以吗？什么情况下通二氧化碳，什么情况下通氮气？

2. 在制备的过程中为什么要使用碳酸氢钠调节 pH？碳酸氢钠在实验中起到了什么作用？

3. 制备注射剂的操作要点是什么？

八、阅读材料

4.1 崔福德. 药剂学实验指导. 第 3 版. 北京: 人民卫生出版社, 2011: 68-77.

4.2 郜丹, 任永申, 鄢丹, 等. 基于生物热动力学的注射剂无菌检查新方法研究. 药学学报, 2014, 49(3): 385-391.

4.3 陈广平, 庞贻慧. pH 对铜（Ⅱ）离子催化维生素 C 有氧氧化反应的影响. 药学学报, 1987, 22(3): 217-220.

※ 进阶模块：冻干粉针剂

一、实验原理

注射用无菌粉末（sterile powder for injection）又称粉针, 注射用无菌粉末系指药物制成的供临用前用适宜的无菌溶液配制成澄清溶液或均匀混悬液的无菌粉末或无菌块状物。可用适宜的注射用溶剂配制后注射, 也可用静脉输液配制后静脉滴注。无菌粉末用溶剂结晶法、喷雾干燥法或冷冻干燥法等制得。凡是在水溶液中不稳定的药物, 如某些抗生素（青霉素 G、头孢霉素类）及一些酶制剂（胰蛋白、辅酶 A）及血浆等生物制剂, 均需制成注射用无菌粉末。近年也有将中药注射剂研制成粉针以提高其稳定性, 如双黄连粉针、茵栀黄粉针等。注射用无菌粉末通常在临用前加入灭菌注射用水或 0.9% 氯化钠注射液溶解后使用。

根据生产工艺条件, 可将注射用无菌粉末分为注射用无菌分装产品和注射用冷冻干燥产品两大类。注射用无菌分装产品系采用灭菌溶剂结晶法或喷雾干燥法制得的无菌原料药直接分装密封后得到的产品。注射用冷冻干燥产品是将药物配制成无菌水溶液, 经冷冻干燥法制得的粉末密封后得到的产品, 常见于生物制品, 如辅酶类。

冷冻干燥又称升华干燥。该技术是把含有大量水分的物料预先进行降温, 冻结成冰点以下的固体, 使水转变为冰, 在真空条件下使冰直接升华, 从而去除水分得到干燥产品的一种干燥方法。物料可先在冷冻装置内冷冻, 再进行干燥。但也可直接在干燥室内经迅速抽成真空而冷冻。由于冷冻干燥是利用升华达到除水分的目的, 所以也可称作升华干燥。凡是对热敏感, 而且在水溶液中不稳定的药物, 都可采用冻干法制备干燥粉末。

冷冻干燥产品在冻干之前的操作, 基本上与水溶液注射剂相同, 即配液、过滤、分装。但分装时厚度要薄。由冷冻干燥原理可知, 冻干粉末的制备工艺可以分为预冻、减压、加温、再干燥等几个过程（图 4-3）。此外, 药液在冻干前需经过滤、灌装等处理过程。冷冻干燥的工艺流程如下所示。

无菌配液 ⟶ 过滤 ⟶ 分装
（安瓿或小瓶） ⟶ 装入冻干箱 ⟶ 预冻 ⟶ 减压
（升华干燥） ⟶ 加温 ⟶ 再干燥

图 4-3　冷冻干燥的工艺流程图

冻干工艺（参考阅读材料 4.4）

1. 预冻　预冻是恒压降温过程。药液随温度的下降冻结成固体, 温度一般应降至产品低共熔点（eutectic point）以下 10～20℃ 以保证冷冻完全, 从而克服溶液的过冷现象, 使制品完全冻结, 即可进行升华。若预冻不完全, 当压力降低到一定程度时, 溶于溶液中的气体迅速逸出而引起类似"沸腾"现象, 部分药液可能冒出瓶外，使制品表面凹凸不平。预冻方法可采用在产品进箱之前，先把冻干箱温度降到−45℃以下，再将产品装入箱内速冻，形成细微冰晶，制得产品疏松易溶，而且对于生物产品，引起蛋白质变性的概率很小，故对于酶类或活菌、活病毒的保存有利。预冻也可采用将产品放入冷冻箱后再降低温度的慢冻法，该法形成结晶粗，但有利于提高冻干效率，实际工作中应根据情况选用。预冻时间一般为 2～3 h，有些品种需要更长时间。

新产品冻干时，应先测出其低共熔点。低共熔点是冷却过程中冰和药物析出结晶混合物（低共熔混合物）时的温度。测出低共熔点的方法有热分析法和电阻法。

2. 升华干燥 升华干燥首先是恒温减压，然后是在抽气条件下，恒压升温，使固态水升华逸去。升华干燥法有以下两种。

一次升华法：首先将制品预冻至低共熔点以下 10～20℃，同时将冷凝器温度下降至−45℃以下，启动真空泵。当干燥箱内真空度达 13.33 Pa 以下时，关闭冷冻机，启动加热系统缓缓加热，使制品中的冰升华，升华温度约为−20℃，药液中的水分可基本除尽。适用于共熔点为−20～−10℃的制品，且溶液黏度不大，装量厚度在 10～15 mm 的情况。

反复冷却升华法：减压和加热升华过程与一次升华法相同，只是预冻过程须在共熔点与共熔点以下 20℃之间反复进行升温和降温。如产品的低共熔点在−25℃以下，可降温至−45℃，然后升温到低共熔点附近（−27℃），维持 30～40 min，再降温至−40℃，通过反复的升降温处理，使制品的晶体结构发生改变，由致密变为疏松，有利于水分的升华。本法常用于结构较复杂、稠度大及熔点较低的制品，如蜂蜜、蜂王浆等。

3. 再干燥 升华完成后，为尽可能除去残余的水，需要进一步再干燥，制品的再干燥阶段所除去的水分为结合水分，温度继续升高至 0℃或室温，并保持一段时间，再干燥的温度应根据产品性质确定，如 0℃、25℃等。制品在保温干燥一段时间后，整个冻干过程结束。再干燥可使已升华的水蒸气或残留的水分被除尽，可保证冻干制品含水＜1%，并有防止吸潮作用。

4. 密封 冷冻干燥结束后应立即密封。如用安瓿则熔封；如用小瓶，则需加胶塞及轧铝盖。

二、预习思考题

1. 注射用无菌粉针剂与注射用无菌冻干粉针剂有什么区别？

2. 注射用无菌制剂有哪些制备工艺？不同制备工艺的异同点有哪些？

3. 注射用冻干粉针剂的质量要求是什么？通过哪些方式来保证设计制备的注射用冻干粉针剂的质量要求（参考阅读材料 4.5 和 4.6）？

三、仪器和试剂

1. 主要仪器与器皿 pH 计、澄明度仪、天平、紫外-可见分光光度计、卡尔费休水分滴定仪、液相色谱仪、微粒分析仪、动态试管检测仪、集菌仪、微孔滤膜、西林瓶、生化培养箱、冻干机等。

2. 主要试剂

原料：辅酶 A。

辅料：甘露醇、水解明胶、葡萄糖酸钙、半胱氨酸、盐酸、活性炭等。

四、处方示例

注射用辅酶 A 的无菌冻干制剂（参考阅读材料 4.7）

辅酶 A	56.1 单位
甘露醇（填充剂）	10 mg
水解明胶（填充剂）	5 mg
葡萄糖酸钙（填充剂）	1 mg
半胱氨酸（稳定剂）	0.5 mg

五、实验步骤

（一）基础步骤

1. 称取处方量辅酶 A、赋形剂，溶于约 60% 配制体积的注射用水中，加入 0.1%（W/V）针剂用活性炭，搅拌 20 min，脱炭过滤至药液澄清。

2. 加注射用水至全量，搅拌均匀，药液经 0.22 μm 的微孔滤膜除菌过滤后灌装于西林瓶中，半加塞，放入冻干箱中。

3. 开启冻干机，将冻干搁板温度降为 −50～−40℃，待产品温度降至 −40℃，保温 2～5 h；开始抽真空，然后逐步提高搁板温度至 −15℃，保持 20～40 h；再次提高搁板温度至 40℃，保持 2～4 h，真空度维持在 0～10 Pa，直至制品水分合格冻干结束，全加塞出箱；轧铝盖，检验，包装，即得。

（二）自主探索

冻干制剂外观应为饱满、洁白、细腻、疏松多孔的固体，为了得到理想的冻干制剂，常在配制药液时加入与原料药不发生反应的赋形剂（参考阅读材料 4.4）。常用的赋形剂有乳糖、甘露醇、蔗糖、葡萄糖，其常用量：乳糖 1%～8%、甘露醇 1%～10%、蔗糖 2%～5%、葡萄糖 1%～10%。赋形剂的种类和用量对于冻干粉针的成型外观有显著的影响，探索不同种类和用量的赋形剂对产品外观的影响，以得到最佳选择。

选择各种辅料约 5% 的用量作为赋形剂，在其他制备因素不变的情况下，将其分别配液，并分别考察溶液溶解情况、放置 12 h 后的溶液澄清度、冻干后样品外观成型性。由表 4-5 可知，以甘露醇作为赋形剂，配液稳定性较好，制得的冻干粉针白色饱满疏松。故选择甘露醇作为赋形剂。

表 4-5　赋形剂的种类对注射用辅酶 A 的无菌冻干制剂的质量影响考察

序号	赋形剂	溶液溶解情况	溶液澄清度	产品外观
1	5% 乳糖			
2	5% 甘露醇			
3	5% 蔗糖			
4	5% 葡萄糖			

以甘露醇作为赋形剂，在其他制备因素不变的情况下，再分别配置不同浓度甘露醇的配液，分别考察配液的溶液溶解情况、放置 12 h 后的溶液澄清度、冻干后样品外观成型性。根据表 4-6 得到合适的甘露醇用量。

表 4-6　甘露醇用量对注射用辅酶 A 的无菌冻干制剂的质量影响考察

序号	甘露醇用量（g/mL）	溶液溶解情况	溶液澄清度	产品外观
1	4%			
2	6%			
3	7%			
4	8%			

六、注意事项

1. 预冻温度过高，产品冻结不实或升华时供热过快，局部过热，部分制品会熔化为液体。在高真空条件下，少量液体从已干燥的固体界面喷出而形成喷瓶，为了防止喷瓶，必须控制预冻温度在低共熔点以下 10～20℃，同时加热升华，温度不要超过共熔点。

2. 辅酶 A 在冻干工艺中易丢失效价，因此投料量应酌情增加。

3. 一些黏稠药液由于结构过于致密，在冻干过程中内部水蒸气逸出不完全，冻干结束后，制品因潮解而萎缩。也可能在冻干开始时形成的已干外壳结构致密，升华的水蒸气穿过阻力很大，水蒸气在已干层停滞时间较长，使部分药品逐渐潮解，以致体积收缩，外形不饱满或成团粒，黏度较大的样品更易出现这类现象。可在处方中加入适量甘露醇、氯化钠等填充剂，并采取反复预冻法，以改善制品的通气性，使水蒸气顺利逸出，产品外观即可得到改善。

七、思考题

1. 如何保证注射用冻干粉针剂的无菌质量要求？

2. 注射用冻干粉针剂如何进行辅料的选择？

八、阅读材料

4.4 杨柳，姚瑰玮，王秀玲，等. 替尼泊苷冻干粉针剂的处方及冻干工艺研究. 中国抗生素杂志, 2014, 39(3): 224-228.

4.5 张雅铭, 鄢丹, 张萍, 等. 基于化学特征图谱-生物热活性图谱关联检测的注射用双黄连冻干粉针质量控制方法的初步研究. 药学学报, 2010, 45(1): 93-97.

4.6 韩静, 姚静, 董美阳, 等. 共焦显微拉曼光谱成像技术探究冻干制剂-注射用培美曲塞二钠中药物分布均匀性. 药学学报, 2022, 57(7): 2158-2165.

4.7 张志明, 杨雪平, 徐金英. 注射用辅酶 A 的工艺优化. 中国医药导报, 2008, 5(25): 30-31.

※ 高端模块：注射用微球

一、实验原理

微球（microspheres）系指药物溶解或分散在辅料中形成的微小球状实体。其粒径通常在 1～250 μm 内。药物制成微球后具有以下特点：缓释性、提高稳定性、物理栓塞性、淋巴导向性和靶向性。微球常用的辅料主要为高分子材料，如明胶、白蛋白、淀粉衍生物、纤维素衍生物、聚酯类等。

目前微球制剂材料可大体分为两类：天然来源的聚合物和人工化学合成的聚合物。天然来源的聚合物价格低廉且来源广泛，可分为多糖和蛋白质类等，如葡聚糖、壳聚糖、海藻酸盐、淀粉、明胶、白蛋白等，天然来源的聚合物对纯化有着较高的要求，当作为微球辅料用于大批量生产时较难保持批次间严格的质量标准。常用的化学合成聚合物可分为聚酯、聚酸酐、聚磷腈、聚酰胺、聚磷酸酯等，其优点是可以通过人为控制聚合制备工艺，来保证药用辅料级别的质量，当作为载药微球的骨架材料时，聚合物材料还可以通过改变黏度及分子量等参数，灵活地控制载药微球的降解速度，以调节所包埋药物的释放速率。另外对聚合物材料或微球表面进行特异性修饰能使微球具有主动靶向性，精准定位到病灶区域或改变释放行为。因此，化学合成的聚合物是微球研究及生产原料的主要来源。

目前微球的制备方法总体可分为物理化学法、物理机械法和化学法三大类，需要根据药物的理化性质，选用合适的方法。目前运用最广的方法有乳化挥发法、相分离法、喷雾干燥法、热熔挤出法等。

微球的制备方法

（1）乳化-化学交联法是利用带有氨基的高分子材料易与其他化合物相应的活性基因发生反应的特点，交联制得微球。这些高分子材料包括明胶、淀粉、壳聚糖等。

（2）乳化-加热固化法是利用蛋白质遇热变性的性质制备微球，将含药白蛋白水溶液缓慢滴入油相中乳化，再将乳浊液滴入已经预热为 120～180℃油中，搅拌固化、分离、洗涤，即得微球。

（3）液中干燥法（乳化-溶剂蒸发法）是将不相混溶的两相通过机械搅拌或超声乳化方式制成乳剂，内相溶剂挥发除去，成球材料析出，固化成微球。常用于聚乳酸（PLA）、聚乳酸-羟基乙酸共聚物（PLGA）等聚羟基酸类微球的制备。

（4）喷雾干燥法以白蛋白为材料，将药物分散在材料的溶液中，再用喷雾法将此混合物喷入热气流中使液滴干燥固化得到微球。此法已成功用于白蛋白微球的制备，方法简便快捷，药物几乎全部包裹于微球中，是微球制备工业化最有希望的途径之一（参考阅读材料4.8）。

微球主要用于多肽、蛋白质类等大分子药物的递送，该类药物易在一定的生理条件下失活，同时其良好的亲水性使其难以透过消化道黏膜，进而导致口服给药的生物利用度极低。然而，即使是采取皮下、肌肉及血管给药，也会遇到半衰期短的困难。基于此，缓释微球制剂的出现解决了蛋白质、多肽类传统剂型半衰期短、生物利用度低的问题，近年来已有众多商品化的载药微球进入市场，为广大患者提供了便利。近年来，随着生物大分子类药物缓释微球制剂技术的成熟，学者们也逐渐把目光投向了化学小分子药物（以微溶或难溶药物为主）缓释微球制剂的研究。因此，总体而言，微球不仅可以用于水溶性药物的递送，还可用于难溶药物的递送。

微球自身需从形态及粒径、载药量与包封率、释药速率、有机溶剂残留量、突释效应五个方面进行质量评价。

载药量=微球中含药量/微球的总重量×100%

包封率=微球中包封的含药量/微球中包封和未包封的总药量×100%

二、预习思考题

1. 微球与微囊、纳米球在制备、性质及应用上的异同有哪些？

2. 简述加热交联固化的机制，并讨论温度与时间两者在交联过程中哪一个更重要。

3. 乳化-化学交联法制备微球的工艺流程是什么？操作时应注意什么？

三、仪器和试剂

1. 主要仪器与器皿　电动搅拌机、恒温水浴、显微镜、玻璃仪器（50 mL 烧杯、1000 mL 烧杯、三颈瓶）、布氏漏斗、抽滤装置、长针头注射器等。

2. 主要试剂

原料药：氟尿嘧啶。

辅料：明胶、牛血清白蛋白（BSA）、液状石蜡、脂肪酸山梨坦-80（Span-80）、37% 甲醛、25% 戊二醛、油酸山梨坦、异丙醇、乙醚、20% NaOH 溶液、蒸馏水、苏丹红、Schiff 试剂等。

四、处方示例（参考阅读材料 4.9）

1. 空白明胶微球的制备（乳化-化学交联法）

明胶　　　　　　　　　　　1.5 g

油酸山梨坦（乳化剂）	0.5 mL
液状石蜡	40 mL
37% 甲醛（交联剂）	15 mL
异丙醇（脱水剂）	25 mL
20% NaOH 溶液	适量
异丙醇（洗涤用）	适量

2. 氟尿嘧啶明胶微球的制备（乳化-化学交联法）

氟尿嘧啶	0.6 g
明胶	0.5 g
油酸山梨坦	0.5 mL
25% 戊二醛	0.1 mL
液状石蜡	20 mL
异丙醇	适量
乙醚	适量
蒸馏水	适量

五、实验步骤

（一）基础步骤

1. 空白明胶微球的制备（乳化-化学交联法）

（1）明胶溶液的配制：称取 1.5 g 明胶，加蒸馏水适量浸泡溶胀后，于 （60±1）℃加热熔解，加蒸馏水至 10 mL，得浓度为 15% 的溶液保温备用。

（2）量取液状石蜡 40 mL 和 0.5 mL 脂肪酸山梨坦-80，置烧杯中在 50℃恒温下搅拌均匀，在搅拌下滴加 15% 明胶水溶液 3 mL，继续搅拌，取少量样品进行苏丹红染色后显微观察，显微镜下观察到大小均匀的 W/O 型乳状液后，将其冷却至 0～4℃，加入化学交联剂约 40 mL（37% 甲醛 15 mL 与异丙醇 25 mL 混合），用 20% NaOH 溶液调节 pH 8～9，维持搅拌 3 h，高速离心，倾去上层液。微球用少量异丙醇离心洗涤 2 次，镜检微球形态良好，抽滤。用异丙醇洗涤至无甲醛气味（使 Schiff 试剂不显色），抽干去除残余异丙醇，50℃干燥即得。

2. 氟尿嘧啶明胶微球的制备（乳化-化学交联法）

（1）明胶溶液的配制：称取 0.5g 明胶，加水适量浸泡溶胀后，于 （60±1）℃加热熔解，加蒸馏水至 5 mL，得浓度为 10% 的溶液，保温备用。

（2）氟尿嘧啶明胶微球的制备：称取 0.6 g 氟尿嘧啶置烧杯中，加入 5 mL 明胶液，在 50℃搅拌得均匀混悬液。将 20 mL 液状石蜡与乳化剂油酸山梨坦 0.5 mL 混合均匀，在 50℃快速搅拌下将含药物的明胶混悬滴入，乳化 10 min 后形成 W/O 乳剂，镜检。立即在 0～4℃冰水浴中冷却，并低速搅拌 10 min 后加入 25% 戊二醛 0.1 mL，继续搅拌交联 1h。再以 40 mL 异丙醇脱水 2 h，镜检，抽滤微球，用异丙醇、乙醚分别洗涤 3 次，50℃干燥，即得（参考阅读材料 4.10）。

3. 质量评价

（1）形态检查：理想微球的微观形态应为圆整球形或椭圆形实体，形态饱满，颗粒的大小应尽可能均匀，微球之间无粘连。通常粒径在 1～250 μm 的称微球，而粒径在 0.1～1 μm 的称亚微球，粒径在 10～100 nm 的称纳米球。微观形态的观察可使用扫描电子显微镜（SEM）、透射电子显微镜（TEM），以及原子力学显微镜（AFM）。

扫描电子显微镜是目前观察微球形态使用最广泛的方法，被用于表面及切面形态的观察。透射电子显微镜分辨率高，适用于亚微球、纳米球粒径测定。原子力学显微镜优点之一是分辨率高，与扫描电子显微镜相比，不需要对样品进行金属喷镀，避免了喷镀后对样品的表面形态造成的破坏，并且原子力显微镜允许在液态环境下观测样品，而扫描电子显微镜则不行。但是原子力显微镜缺点是观察范围窄，得到数据不具有统计性，适合单个粒子表面形态的观察。

（2）粒径及粒径分布测定：粒径及粒径分布是影响微球制剂释放行为的关键因素。粒径测定有多种方法，常用的即使用多角度粒度分析仪测定。粒径的分布可用粒径分布图和多分散性指数（PDI）表示。PDI 数值越小，表示粒径分布越均匀。

（3）微球载药量的测定

1）标准曲线的制备：精密称取 10.0 mg 氟尿嘧啶，无水乙醇定容至 100.0 mL，得储备液。分别吸取 1.2、0.6、0.4、0.2、0.1 mL 储备液，无水乙醇定容至 10.0 mL，得不同浓度的标准溶液。各标准溶液于药物最大吸收波长处测定吸光度，以吸光度为纵坐标，浓度为横坐标，绘制标准曲线，计算回归方程。

2）载药量的测定：精确称取适量微球样品（约 10 mg），加入 5 mL 0.1 mol/L 盐酸溶液，探头超声（超声时间为 2 s，间隔 2 s，工作功率为 600 W，超声 5 min）。将超声分散液转移至 25 mL 的量瓶中，用无水乙醇定容至 25.0 mL，5000 r/min 离心 10 min。取上清液，在药物最大吸收波长处测得吸光度值，计算载药量。

（二）自主探索

1. 本实验采用的是乳化-化学交联法，需要先将明胶加入油相中形成 W/O 型的乳剂，所以明胶的用量会影响到微球的形成，控制其他条件不改变，调节明胶用量，探索最适宜的明胶浓度和用量（参考阅读材料 4.11），见表 4-7。

表 4-7　明胶用量对明胶微球制备的影响

序号	明胶用量（g）	结果（粒径、粘连程度、分散性）
1	0.5	
2	1.0	
3	1.5	
4	2.0	

影响微球形成的因素还有搅拌时间、搅拌速度，搅拌速度越快，乳化时间越长，微球的粒径越小。一般情况下，搅拌速度不可太快，可以适当延长搅拌时间。

2. 醋酸亮丙瑞林聚乳酸-羟基乙酸共聚物微球的制备工艺优化。醋酸亮丙瑞林是一种为水溶性九肽，具有高效的垂体-性腺系统的抑制作用，可用于治疗激素依赖性疾病，如乳腺癌、子宫内膜异位症等。1989 年 FDA 批准了醋酸亮丙瑞林微球作为一种长效缓控释制剂。

然而，市售的醋酸亮丙瑞林微球首次注射给药后，血浆中药物浓度迅速达到峰值，易产生强烈的垂体-性腺系统兴奋作用，抑制垂体生成和释放促性腺激素，引起机体功能紊乱，由此带来一系列不良反应。因此，醋酸亮丙瑞林微球制备工艺的优化具有重要意义。影响醋酸亮丙瑞林微球制备工艺还包括聚乙烯醇体积分数、聚乳酸-羟基乙酸共聚物（PLGA）分子量、水油比例及载药量等。具体工艺优化参阅阅读材料 4.12。

六、注意事项

1. 在成乳阶段不能停止搅拌，且搅拌速度应较快，得到的微球粒径较小，但应以不产生大量泡沫和旋涡为度。

2. 在 50 mL 圆底烧瓶中安装有直径 42 mm 的双叶搅拌棒（近烧瓶杯底处）的搅拌器，瓶内盛液状石蜡，在 40℃恒温下以 380 r/min 的速率搅拌，用注射器长针头插入液面下加入白蛋白溶液。

3. 加热交联固化在 120℃、30 min 即可。温度高低和时间长短均影响释药的快慢。固化温度过高，会使微球的载药量下降。加热时还需注意防止温度过高导致液体喷瓶。

七、思考题

1. 乳化交联法制备微球的工艺流程是什么？操作时应注意什么？

2. 甲醛与戊二醛作交联剂有何异同？

3. 化学交联剂甲醛为什么要用异丙醇配制溶液？

4. 在化学交联过程中为什么将 pH 调至 8～9？

八、阅读材料

4.8 崔福德. 药剂学实验指导. 第 3 版. 北京: 人民卫生出版社, 2011: 173-177.

4.9 贺进田, 陶贤梅, 莫炜, 等. 微球的制备和表征. 药学学报, 2006, 41(1): 12.

4.10 陆彬, 熊素彬, 王建. 植入瘤体内的氟尿嘧啶微球. 药学学报, 2002, 37(12): 971-975.

4.11 顾梦洁, 王欢, 胡新, 等. 明胶微球制备方法的改进. 实验室研究与探索, 2015, 34(4): 57-60.

4.12 郭玉贤, 刘磊, 郑明秀, 等. 醋酸亮丙瑞林聚乳酸-羟基乙酸共聚物微球的处方优化及评价. 中南药学, 2023, 21(2): 421-426.

第 2 节　难溶药物注射剂

实验目的

1. 知识目标　掌握难溶药物制备成注射剂的一般方法和条件；掌握注射剂的质量要求和有关物质检查；掌握饱和水溶液法制备包合物的工艺流程。

2. 能力目标　熟悉难溶药物注射剂制备中可能出现的质量问题及解决方法；熟悉难溶药物注射剂的处方设计；训练查阅资料、设计实验并进行处方优化的能力。

3. 思政目标　难溶药物的生物利用度是影响其药效的重要因素，本节通过进阶式引入近年难溶药物制剂制备和处方优化案例，培养学生的创新精神和实践能力。

※ 基础模块：乳状液注射剂的制备

一、实验原理

难溶性药物的生物利用度问题是药物制剂过程中面临的瓶颈。提高药物溶解度和改变药物形态（如溶液型、固体型或液态药物固化等）是解决难溶药物溶解度的最基本策略。在药剂研究过程中，常用于难溶药物的制剂：液体制剂，如混悬剂、乳剂、微乳化制剂；固体分散体，如滴丸；包合物；微粒分散体系，如脂质体、聚合物胶束、微囊微球等（阅读材料 4.13）。

本实验着重介绍乳剂。

乳剂指互不相溶的两相液体混合，其中一相液体以小液滴状态分散于另一相液体中形成的非均相液体分散体系。液滴状液体称为分散相、内相或非连续相，另一相液体则称分散介质、外相或连续相。乳剂的类型一般分为水包油（O/W）型和油包水（W/O）型，主要取决于乳化剂的种类、性质及两相体积比。常采用稀释法和染色法鉴别乳剂的类型。

在药剂学中，常用乳化剂的 HLB 值为 3～16，其中 HLB 值为 3～8 乳化剂为 W/O 型乳化剂，HLB 值为 8～16 的乳化剂为 O/W 型乳化剂。HLB 值越大亲水性越强，形成的乳剂为 O/W 型；反之，形成的乳剂为 W/O 型。在制备稳定的乳剂时，首先应确定乳剂所需的最佳 HLB 值和选择合适的乳化剂，各类乳化剂的 HLB 值可从相关文献中查找或测定。如果单一乳化剂的 HLB 值不能和乳剂所需最佳 HLB 值相适应，可以将两种不同 HLB 值的乳化剂以适当比例混合使用，以便获得一种最适宜的 HLB 值。测定油类所需最佳 HLB 值可以采用乳化法，即利用已知的 HLB 值的合成或天然乳化剂，根据油、水、乳化剂的适宜比例，用适当方法制备一系列乳剂，然后在室温条件下或采用加速实验方法观察乳剂的粒子大小、沉降容积比等稳定性指标，稳定性最佳的乳剂可视为油相所需的 HLB 值。

脂肪乳作为一种较为稳定的乳剂类型，可供静脉注射，能完全被机体代谢和利用。而脂肪乳的不稳定体系最终表现为水油两相的分离，成为不稳定脂肪乳。因此，当尾部大颗粒超出一定限度时将影响脂肪乳的稳定性，临床上产生有效性隐患和安全性风险（参考阅读材料4.14）。

乳剂的制备方法主要有干胶法（图4-4）、湿胶法（图4-5）、新生皂法（图4-6）、机械法（图4-7）。小量制备多在乳钵中进行，大量制备可选用搅拌器、乳匀机、胶体磨等器械。

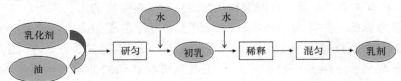

图 4-4   干胶法制备乳剂的工艺流程图

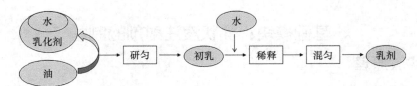

图 4-5   湿胶法制备乳剂的工艺流程图

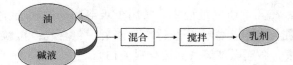

图 4-6   新生皂法制备乳剂的工艺流程图

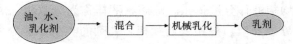

图 4-7   机械法制备乳剂的工艺流程图

二、预习思考题

1. 乳剂的制备工艺流程是什么？

2. 用稀释法和染色法判断乳剂类型的原理分别是什么？

三、仪器和试剂

1. 主要仪器与器皿与器皿   乳钵、量筒（50 mL）、茄形瓶（100 mL）、旋转蒸发仪、恒温磁力搅拌器、超高压微射流均质机、数控超声波清洗器、旋转水浴灭菌器、超速离心机等。

2. 主要试剂   葛根素（纯品）、注射用油、甘油、注射用大豆卵磷脂、无水乙醇、注射用水等。

四、处方示例

葛根素静脉注射亚微乳（参考阅读材料 4.15）

葛根素	1.0 g
无水乙醇	60 mL
注射用大豆卵磷脂	1.2 g
甘油	2.5 g
注射用油	适量
注射用水	适量

五、实验步骤

1. 磷脂复合物的制备　称取处方量的葛根素 1.0 g 和注射用大豆卵磷脂 1.2 g 加入无水乙醇 60 mL，于 40℃水浴搅拌回流 4 h，再经 20℃真空干燥 6 h 即得葛根素磷脂复合物。

2. 葛根素亚微乳的制备　适量葛根素磷脂复合物加入处方量的注射用油中，70℃研磨均匀分散为油相；取甘油 2.5 g 和适量注射用水在 70℃下磁力搅拌分散均匀为水相；将水相以微射流方式加入高速搅拌的油相中，控制乳化时间，制得粗乳。粗乳再经 500 W 超声（室温且充氮气保护）适当时间，然后加注射用水稀释到 100 mL，充氮熔封于安瓿，流通蒸汽灭菌即得葛根素静脉注射亚微乳。

六、注意事项

制备初乳时应一次性加入处方量水，立即向同一个方向用力研磨，直到出现"噼啪"声。

七、思考题

1. 影响乳剂型注射剂稳定性的因素有哪些？

2. 干胶法制备初乳的关键有哪些？

3. 学习阅读材料 4.16 了解注射用乳剂的组织靶向性。

八、阅读材料

4.13 陈坤，唐娜，王超，等. 药剂学教学中的难溶性药物制剂问题. 广州化工, 2018, 46(13): 118-121.

4.14 彭洁，董武军，李琳，等. 静脉注射用脂肪乳尾部大颗粒测定的研究进展. 药学学报, 2014, 49(7): 956-962.

4.15 岳鹏飞，袁海龙，杨明，等. 葛根素亚微乳的制备及表征. 药学学报, 2007, 42(6): 649-655.

4.16 高晓黎, 程利勇, 孙殿甲, 等. 定量评价去氢骆驼蓬碱注射用乳剂的组织靶向性. 药学学报, 2000, 35(2): 142-146.

※ 进阶模块：包合物的制备与表征

一、实验原理

包合物是指药物分子被部分或全部包嵌于另一种物质分子的空穴结构内形成的特殊形式的分子复合物。包合物由主分子和客分子两分子组合而成。包嵌药物的物质分子称为主分子，被包嵌的药物分子称为客分子。主分子应具有足够大的空穴和合适的形状，客分子的大小和形状应与主分子的空穴相适应。包合物的稳定性取决于主客分子间的范德瓦耳斯力强弱（阅读材料 4.17）。

药物经包合后，具有以下优点：①增加药物溶出度与生物利用度；②液体药物粉末化，防止挥发性成分的挥发；③掩盖不良臭味，降低刺激性；④提高药物稳定性；⑤调节释药速率，达到缓释效果。

目前最常用的包合材料是环糊精类。环糊精是一类由 6～12 个葡萄糖分子通过 α-1, 4-糖苷键连接而成的环状低聚糖化合物，为中空圆筒状结构，其筒状结构内部显疏水性，开口处显亲水性。常见的环糊精有 α、β、γ 三种，分别由 6、7、8 个葡萄糖分子构成。其中 β-环糊精（β-CD）空洞大小合适，水中溶解度最小，易从水中析出结晶，口服毒性很低，因此应用最为广泛。

环糊精包合物制备方法有饱和水溶液法、喷雾干燥法、冷冻干燥法、研磨法、混合溶剂法等。在制备时应根据环糊精和药物的性质，结合实际生产条件选用。其中饱和水溶液法最为常用。

饱和水溶液法制备包合物的工艺流程如下：在 β-环糊精的饱和水溶液中加入药物，搅拌混合 30 min 以上（不溶性药物可先用少量有机溶剂溶解）→ 加入某些有机溶剂或降低温度使包合物析出 → 选择合适的溶剂洗涤，干燥。制备过程中包合温度、药物与 β-环糊精的配比、搅拌时间等因素均影响包合率，所以应严格按实验操作。

包合物的验证主要是鉴别药物是否已被环糊精包入空穴及包合的方式，可采用紫外-可见分光光度法、X 射线衍射、傅里叶变换红外光谱、扫描电子显微镜和热分析法等一系列方法加以验证。

1. 傅里叶变换红外光谱法　取少量样品和待测包合物，分别与适量 KBr 充分混合后研磨，压片后对其进行红外光谱分析。

2. 扫描电子显微镜法　在不同放大倍数下观察样品和待测包合物。在扫描电镜样品台上贴上一层导电胶，使样品粉末均匀分布于导电胶，再用洗耳球轻轻吹去多余粉末，然后喷金 100 Å，在放大 200 倍数下，对样品进行观察（加速电压为 3 kV）。

包合物产率和包合率是评价包合效果的重要指标，其计算公式分别如下：

产率=[包合物的质量/(药物的投药量+环糊精的投药量)]×100%

包合率=(包合物中的药物量/药物的投药量)×100%

3. 热分析法 包合物的热分析是应用较早的方法之一。差示热分析（DTA）和差示扫描量热法（DSC）曲线上吸收峰及温差的变化，可以区别样品是包合物还是混合物，以及样品中客分子处于包合状态或游离状态的百分数。

二、预习思考题

1. 包合物有哪些特点？是否所有的药物都可制成包合物，为什么？

2. 环糊精有哪几种类型，较常用的环糊精衍生物有哪些？

三、仪器和试剂

1. 主要仪器与器皿 恒温水浴磁力搅拌器、抽滤装置、真空水泵、离心机、烘箱、超声波清洗仪、紫外-可见分光光度计、荧光灯、0.45 μm 微孔滤膜、集热式磁力搅拌器、预制硅胶板、烧杯、干燥器、具塞锥形瓶等。

2. 主要试剂 姜黄素、β-环糊精、无水乙醇、石油醚、乙酸乙酯、香荚兰醛、硫酸、95% 乙醇溶液、乙醚、薄荷油、纯化水等。

四、处方示例

姜黄素包合物

姜黄素	0.4 g
β-环糊精	4 g
95% 乙醇溶液	5 mL
纯化水	50 mL
无水乙醇	40 mL
乙醚	5 mL

五、实验步骤

（一）基础步骤

1. β-环糊精饱和水溶液 称取 β-环糊精 4 g 于烧杯中，加纯化水 50 mL，60℃下加热搅拌，制成溶液。保温备用。

2. 包合物的制备 将 0.4 g 姜黄素用 40 mL 无水乙醇溶解（必要时可加热、超声），搅拌下滴加到 β-环糊精饱和水溶液中，60℃下继续搅拌 2 h，4℃冷却，待沉淀完全析出后，抽滤，以 5 mL 乙醚分 3 次洗涤沉淀，60℃干燥即得，称重。

3. 验证（溶解度法）

（1）标准曲线的制备：精密称取 10.0 mg 姜黄素，以 95% 乙醇溶液定容至100 mL，得储备液。分别吸取 1.00、0.50、0.25、0.10、0.05 mL 储备液，以 95%

乙醇溶液定容至 10.0 mL，得不同浓度的标准溶液。各标准溶液于 420 nm 测定吸光度，以吸光度为纵坐标，浓度为横坐标，绘制标准曲线，计算回归方程。

（2）溶解度测定：分别取过量姜黄素原料药和包合物，加纯化水 8.0 mL，涡旋混合 10 min，5000 r/min 离心 10 min，取上清液于 420 nm 测定吸光度，计算溶解度（包合物的吸光度如果超出线性范围，需稀释一定倍数）。

4. 产率和包合率

（1）精密称定所得包合物的质量，计算产率。

（2）精密称取一定量的包合物（约 10.0 mg），用 95% 乙醇溶液定容至 50.0 mL，以 0.45 μm 微孔滤膜过滤，取滤液于 420 nm 测定吸光度（必要时可稀释一定倍数），计算包合率。

（二）自主探索

自主学习阅读材料 4.18，了解利用饱和水溶液法制备卟硒啉-2, 6-二甲基-β-环糊精（BS-DM-β-CD）包合物的制备工艺、表征方法，学习其通过建立 HPLC 能快速准确测定 BS-DM-β-CD 包合物中有效成分含量的方法；自主学习阅读材料 4.19，了解饱和水溶液法和超声法制备薄荷油 β-环糊精包合物的工艺和两种制备方法的优缺点。

本次实验为学生自主设计实验，请同学们根据上述阅读材料自主选择主药，并以小组为单位设计实验方法及步骤，最终确定实验方案并开始实验。

六、实验结果与讨论

1. 评价制得的包合物的外观。

2. 记录包合物的验证结果，分析是否包合成功。

3. 计算包合物的产率、包合率。

七、思考题

1. 试述包合物增溶的原理。

2. 包合物中药物包合率主要与哪些因素有关？如何提高包合率？

3. 学习阅读材料 4.20 利用原子力显微镜对纳米材料进行表征。

八、阅读材料

4.17 潘卫三. 药剂学. 北京: 化学工业出版社, 2017: 332-338.

4.18 常金, 李蒙, 常渊浩, 等. 卟硒啉-2,6-二甲基-β-环糊精包合物的表征及注射液的制备. 药学学报, 2022, 57(9): 2851-2856.

4.19 邓晶晶, 徐娟, 吴也, 等. 两种方法制备薄荷油 β-环糊精包合物的工艺比较. 药学实践杂志, 2013, 31(2): 129-130, 147.

4.20 王丽娟, 朱照静, 车坷科, 等. 布洛芬-羟丙基-β-环糊精及布洛芬-β-环糊精微观结构的原子力显微镜表征. 药学学报, 2008, 43(9): 969-973.

※ 高端模块：胶束的制备与表征

一、实验原理

聚合物胶束，亦称高分子胶束，系指两亲性嵌段高分子载体辅料在水中自组装包埋难溶性药物形成的粒径小于 500 nm 的胶束溶液。当表面活性剂达到临界胶束浓度（CMC）时，具有亲水和疏水基团的两亲性聚合物会自组装形成胶束，其疏水部分位于内部（核），而亲水部分位于外部（壳）。核心是由两亲聚合物的疏水部分组成的密集区域，可以包裹疏水性药物，作为低水溶性药物的储存库，外壳由两亲聚合物的亲水部分组成，有利于胶束的稳定（阅读材料 4.21）。

1. 聚合物胶束包封疏水性药物有以下优点。

（1）提高药物的水溶性和溶出速率，同时可延长药物的滞留时间。

（2）提高药物的稳定性、生物活性及控制药物释放。

（3）可通过修饰胶束表面，使胶束具有长循环及靶向性，减少药物的不良反应。

聚合物胶束按其结构分为均聚物胶束和共聚物胶束。共聚物胶束又可以分为随机共聚物胶束、嵌段共聚物胶束、接枝共聚物胶束。目前研究最多、作为药物载体应用最广泛的是嵌段共聚物胶束。

2. 聚合物胶束的制备方法。

（1）物理法：直接溶解法、透析法、水包油乳化-溶剂蒸发法、络合法。

（2）化学结合法：是药物分子与聚合物疏水链上的活性基团（官能团）通过共价键结合而实现载药的方式，可以有效控制药物的释放速率。

（3）静电作用：药物与带相反电荷的聚合物胶束的疏水区通过静电作用紧密结合，从而将药物包封于胶束内。

二、预习思考题

1. 胶束的类型有哪些？

2. 胶束的制备方法有哪些？

三、仪器和试剂

1. 主要仪器与器皿 50 mL 茄形瓶、分析天平、离心机、旋转蒸发仪、循环水式多用真空泵、1 mL 注射器、0.22 μm 微孔滤膜、10 mL EP 管、低温冷却液循环泵、真空干燥箱、超声波清洗机、激光纳米粒度分析仪、紫外-可见分光光度计、透射电子显微镜、高效液相色谱仪等。

2. 主要试剂 白藜芦醇、普朗尼克 F127、甲醇、超纯水等。

四、处方示例

白藜芦醇胶束

白藜芦醇	0.036 g
甲醇	20 mL
普朗尼克 F127	0.288 g

五、实验步骤

1. 白藜芦醇胶束的制备　精密称定普朗尼克 F127 0.288 g 和白藜芦醇 0.036 g，置于茄形瓶中，加入甲醇溶解，设置转速为 60 r/min，温度为 45℃，旋转蒸发 25 min 除去甲醇，在 45℃真空干燥箱中干燥 30 min 除尽残留溶剂，得到透明半固体膜，向茄形瓶中加入 45℃预热的超纯水 10 mL，在 45℃、转速为 60 r/min 条件下水化 45 min，水化结束后，将所得溶液用 0.22 μm 微孔滤膜过滤后，即得白藜芦醇胶束。

2. 白藜芦醇胶束的质量评价

（1）观察白藜芦醇胶束的形态，测其粒径、粒度分布及 Zeta 电位：取适量白藜芦醇胶束和空白胶束置于比色皿中，用激光纳米粒度分析仪测定胶束的粒径、多分散性指数（PDI）和 Zeta 电位。

（2）包封率和载药量的测定。采用离心法分离游离白藜芦醇。精密移取 1 mL 载药胶束置于 EP 管中离心（12 440×g，20 min）。离心结束后精密吸取 0.2 mL 的上清液置于 10 mL 量瓶中，用 80% 甲醇水溶液破乳后定容，超声（160 W，40 kHz）5 min，0.22 μm 滤膜过滤，进行 HPLC 分析，计算得包载于胶束中的药物量（$M_{包}$）。精密移取 0.2 mL 载药胶束置于 10 mL 量瓶中，按上述过程进行试验，并计算总药量（$M_{总}$）。根据以下公式计算胶束的包封率与载药量，其中 $M_{辅}$ 为加入得辅料总量。

$$包封率(\%) = \frac{M_{包}}{M_{总}} \times 100\%$$

$$载药量(\%) = \frac{M_{包}}{M_{总} + M_{辅}} \times 100\%$$

六、注意事项

1. 有机溶剂须除尽，否则影响实验结果。

2. 测定粒径时可适当稀释，注意记录粒径的相关数据。

七、思考题

1. 影响胶束稳定性的因素有哪些？

2. 如何提高药物的包封率和载药量？

3. 参考阅读材料 4.22，学习白藜芦醇泊洛沙姆 403/407 混合胶束的制备。

4. 参考阅读材料 4.23，学习混合聚合物胶束相对于单聚合物胶束的优点。

八、阅读材料

4.21 潘卫三. 药剂学. 北京: 化学工业出版社, 2017: 402-404.

4.22 李金凤, 高明月, 王慧敏. 载白藜芦醇泊洛沙姆 403/407 混合胶束的制备及其体外性质. 药学学报, 2015, 50(8): 1045-1051.

4.23 柯仲成, 孙银宇, 程小玲. 基于改善抗肿瘤药物疗效的聚合物混合胶束研究进展. 药学学报, 2021, 56(11): 3047-3056.

第 3 节 靶向型注射剂的制备与评价

实验目的

1. 知识目标 掌握不同靶向制剂的概念、特点及分类；掌握靶向型制剂的制备方法与工艺、脂质体的质量检查标准和方法；熟悉相关仪器的使用流程及操作要点；查阅资料了解药剂学家顾学裘先生在多相脂质体方面的研究。

2. 能力目标 熟悉靶向型注射剂制备中可能存在的质量问题及解决方法；熟悉不同类型脂质体的设计和制备；训练查阅资料、设计实验并进行处方优化的能力。

3. 思政目标 靶向制剂的开发为重大疾病的治疗带来了福音，也是近年来制剂研究的热点。本节引入顾学裘先生对脂质体的研发经历，同时进阶式融入不同靶向制剂的处方开发，激发学生的民族自豪感和专业发展的使命感，鼓励学生立志进行技术壁垒攻坚，解决行业发展的"卡脖子"问题。

※ 基础模块：被动靶向注射剂（脂质体）的制备

一、实验原理

顾学裘先生是我国现代药剂学的奠基人、脂质体医药应用学的创始人。20 世纪 70 年代开始，率先开展药物制剂新剂型的研究，尤其是在抗癌药物新剂型方面开展了卓有成效的研究工作，他首创多相脂质体，设计思想科学，技术方法先进，使这一新型药物载体从实验室研究推进到工业生产和临床应用的阶段，在理论研究和实验技术上取得关键性突破。

被动靶向制剂是指将药物包裹或镶嵌入各种类型的微粒中，由于机体内不同的细胞、组织或器官对不同微粒具有不同的滞留性，从而可实现制剂的靶向富集。所采用的微粒包括脂质体、靶向乳剂、纳米粒、微球等。其中，脂质体制剂是将药物包封于类脂质双分子薄膜中间所制成的超微球形载体制剂。

脂质体常用膜材料有中性磷脂、负电荷磷脂、正电荷磷脂及胆固醇。其中胆固醇主要作用是调节双分子层流动性，降低脂质体膜的通透性。其他附加剂有十八胺、磷脂酸等，能改变脂质体表面的电荷性质，影响脂质体粒径、包封率、体内动力学相关参数等。

1. 脂质体制剂优点

（1）这种载体能保护被包裹药物并能有效地控制药物释放。

（2）通过改变脂质体大小和电荷，可以控制药物在组织内的分布与在血液中的清除率。

（3）可用单克隆抗体等配体修饰脂质体，使其定向作用于病变部位即药物"导弹"。

（4）脂质体进入体内后主要被网状内皮系统吞噬，能激活机体的自身免疫功能，并使药物主要在肝、脾、肺和骨髓等组织器官中累积，从而提高治疗指数，减少治疗剂量和降低毒性。

（5）脂质体本身对人体无毒性和免疫抑制作用。

2. 脂质体的制法

（1）薄膜分散法：这是一种经典的制备方法，它可形成多室脂质体，经超声处理后得到小单室脂质体。

（2）注入法：常见的有乙醚注入法和乙醇注入法等，将磷脂等膜材料溶于乙醚（或乙醇）中，在搅拌下慢慢滴于 $55 \sim 65\,^{\circ}\mathrm{C}$ 含药或不含药的水性介质中，蒸发除去乙醚（或乙醇），继续搅拌 $1 \sim 2$ h，即可形成脂质体。

（3）逆相蒸发法：将磷脂等脂溶性成分溶于有机溶剂，如三氯甲烷中，再按一定比例与含药的缓冲液混合、乳化，然后减压蒸去有机溶剂即可形成脂质体。该法适合于水溶性药物、大分子活性物质，如胰岛素等脂质体制备，可提高包封率。

（4）其他：包括冷冻干燥法、熔融法等。

在制备载药脂质体时，根据药物装载的机制不同，可分为"主动载药"与"被动载药"两大类。"主动载药"即通过脂质体内外水相的不同离子梯度进行载药，主要有 H^{+} 梯度（即 pH 梯度）、硫酸铵梯度等，该法对于两亲性药物脂质体包封率高。所谓"被动载药"，即在形成脂质体时完成载药。对于脂溶性的、与磷脂膜亲和力高的药物，"被动载药"法较为适用。

评价脂质体质量的指标有粒径、粒径分布、Zeta 电位、包封率、释放度和稳定性等。其中脂质体的包封率是衡量脂质体内在质量的一个重要指标。包封率测定方法主要有分子筛层析法、超速离心法、超滤法等。

本实验采用阳离子交换树脂法测定包封率。阳离子交换树脂法是利用离子交换作用，将荷正电的未包进脂质体中的药物（即游离药物），如本实验中的游离的小檗碱，被阳离子交换树脂吸附除去。而包封于脂质体中的药物（如小檗碱），由于脂质体荷负电荷，不能被阳离子交换树脂吸附，从而达到分离目的，用以测定包封率。影响脂质体包封率的因素有多种，如磷脂质的种类、组成比例、制备方法及介质的离子强度等（详见阅读材料 4.24 和 4.25）。

二、预习思考题

1. 简述脂质体形成的原理及其作用特点。

2. 简述主、被动载药法制备载药脂质体的方法。

3. 简述阳离子交换色谱法测定脂质体包封率的原理。

三、仪器和试剂

1. 主要仪器与器皿　电子天平、旋转蒸发仪、恒温水浴锅、恒温摇床、脂质体挤压器、烧杯、圆底烧瓶、100 mL 容量瓶、1000 mL 容量瓶、0.22 μm 微孔滤膜、纤维素透析袋 3500 Da、5 mL 针筒注射器、玻璃棉、光学显微镜、动态光散射仪等。

2. 主要试剂　枸橼酸西地那非、卵磷脂、胆固醇、硫酸铵 [$(NH_4)_2SO_4$]、无水乙醇、95% 乙醇、氯化钠（NaCl）、磷酸盐缓冲液（PBS，pH 7.4）、阳离子交换树脂等。

四、处方示例

枸橼酸西地那非脂质体

卵磷脂	50 mg
胆固醇	10 mg
枸橼酸西地那非	5 mg
无水乙醇	5 mL
0.3 mol/L 硫酸铵溶液	5 mL
0.9% NaCl 水溶液（pH 10）	400 mL
制成脂质体	约 5 mL

五、实验步骤（以示例处方为例）

（一）基础步骤

1. 0.3 mol/L 硫酸铵溶液的配制　称取硫酸铵 [$(NH_4)_2SO_4$] 3.96 g，置于洗净的小烧杯中，加入少量纯化水溶解，转移至 100 mL 容量瓶中，再用纯化水洗涤 3～5 次小烧杯并转移至容量瓶中，摇匀，定容，50℃保温备用。

2. 0.9% NaCl 水溶液（pH 10）的配制　称取氯化钠（NaCl）9 g，按上述步骤转移至 1000 mL 容量瓶中，摇匀，定容，常温备用。

3. 空白脂质体制备　称取卵磷脂 50 mg，胆固醇 10 mg，置于 50 mL 圆底烧瓶，加 5 mL 无水乙醇溶解，置旋转蒸发仪中，50℃水浴减压旋蒸，除去乙醇，于圆底烧瓶壁成膜后，加入 50℃的 $0.3 \text{ mol} \cdot \text{L}^{-1}$ 硫酸铵溶液 5 mL，水化 30 min，形成脂质体，所得脂质体通过 0.22 μm 微孔滤膜 10 遍。随后将其放入截留分子量

3500 Da 的透析袋中，在 200 mL 0.9% NaCl 水溶液（pH 10）中透析 2 次，每次 1 h，得到硫酸铵空白脂质体。

4. 主动载药　将过膜后硫酸铵空白脂质体混悬液转移至西林瓶中，置于恒温摇床上，加入枸橼酸西地那非 5 mg，于 50℃水浴振荡 30 min，随后立即用冷水降温，得到枸橼酸西地那非脂质体。

5. 质量检查

（1）显微检查：以毛细管取少量脂质体样品，在油镜下观察，拍摄所见脂质体形态、结构，记录最多和最大的脂质体的粒径（表 4-8）。

表 4-8　脂质体质量检查结果（示例）

序号	项目名称	数据记录				质量检查结果
1	显微检查	形态		结构		
2	粒径测定（μm）	最大粒径	最多粒径	平均粒径	PDI	
3	包封率					

（2）粒径测定：取 1 mL 样品，置于动态光散射仪，在 25℃检测平均粒径及多分散性指数（PDI）（表 4-8）。

（3）测定药物的包封率。

阳离子交换树脂分离柱的制备：称取已处理好的阳离子交换树脂适量，加入磷酸盐缓冲液（PBS）溶液溶胀 24 h。将溶胀好的树脂装于底部已垫有少量玻璃棉的 5 mL 注射器筒中，自然滴尽 PBS，即得。

包封率的测定：精密量取两份枸橼酸西地那非脂质体 0.1 mL，将一份枸橼酸西地那非脂质体 0.1 mL 置 10 mL 量瓶中，加入 95% 乙醇溶液 6 mL，振摇使之溶解，再加 PBS 至刻度，摇匀，过滤，弃去初滤液，取续滤液 4 mL 于 10 mL 量瓶中，加 PBS 至刻度，摇匀，得对照品溶液。

另一份枸橼酸西地那非脂质体 0.1 mL 上样于分离柱，待柱顶部的液体消失后，放置 5 min，仔细加入 PBS（注意不能将柱顶部离子交换树脂冲散），进行洗脱（需 2~3 mL PBS），同时收集洗脱液于 10 mL 量瓶中，加入 95% 乙醇溶液 6 mL，振摇使之溶解，再加 PBS 至刻度，摇匀，过滤，弃取初滤液，取续滤液为样品溶液。所得溶液于 345 nm 波长处测定吸光度 A，按下式计算包封率 EE（%）。

$$EE(\%) = \frac{A_L}{A_T} \times 100\%$$

式中，A_L 为通过分离柱后收集脂质体中枸橼酸西地那非的吸光度，A_T 为枸橼酸西地那非脂质体中总的药物吸光度。

（二）自主探索

脂质体形态结构和成品质量受多种因素影响，在进行脂质体制备实验时，可设计实验对不同因素进行考察。

保持处方中其他试剂及制备工艺不变，记录使用不同膜材制成脂质体后其稳定性、形态结构的不同（表4-9），并以此为依据进行处方优化。

表 4-9　不同膜材料对脂质体稳定性的影响考察（示例）

序号	膜材	用量	稳定性	形态结构
1	中性磷脂			
2	负电荷磷脂			
3	正电荷脂质			
4	胆固醇			
⋮	⋮			

保持处方及其他制备工艺及参数不变，记录使用被动载药、主动载药等载药方式（表4-10）并以此为依据进行工艺优化。

表 4-10　不同药物装载机制对脂质体包封率的影响（示例）

序号	脂质体载药方式		包封率
1	被动载药法	薄膜分散法	
		喷雾干燥法	
		注入法	
		逆向蒸发法	
2	主动载药法	pH 梯度法	
		硫酸铵梯度法	

保持处方中其他试剂及制备工艺不变，记录包载不同药物的脂质体的稳定性、载药量、包封率和形态结构（表4-11），并以此为依据总结适用于此工艺的药物特征。

表 4-11　不同药物脂质体考察（示例）

序号	药物	稳定性	载药量/包封率	形态结构
1	盐酸伊立替康			
2	盐酸多柔比星			
3	阿霉素			
4	吉西他滨			
5	二甲双胍			

六、注意事项

1. 旋转蒸发法制备磷脂膜时，除溶剂不宜过快，以形成尽量薄的磷脂膜。

2. 水化过程中保证所有脂质水化而无脂质块。

3. 主动载药过程中，加药顺序一定不能颠倒，加 3 种液体时，随加随摇，确保混合均匀。

七、思考题

1. 简述以脂质体作为药物载体的机制和特点，讨论影响脂质体形成的因素。

2. 如何提高脂质体对药物的包封率？

3. 包封率测定方法如何选择？本实验所用的阳离子交换树脂法有何优缺点？

4. 影响脂质体稳定性的因素主要有哪几个方面？

八、阅读材料

4.24 黄粤琪, 陈婷, 王婉梅, 等. 西地那非脂质体的制备及其肺部给药预防高原肺水肿的作用. 药学学报, 2021, 56(10): 2658-2668.

4.25 戚洪, 李焕秋, 苏德森, 等. 甲氨蝶呤 (MTX) 多相脂质体的包封率测定与渗漏研究. 药学学报, 1987, 22(1): 48-52.

※ 进阶模块：主动靶向注射剂

一、实验原理

主动靶向制剂是用修饰的药物载体作为"导弹"，将药物定向地运送到靶区浓集发挥药效，是目前药剂学和生物材料科学较为热门的研究领域之一。修饰药物载体主要包括修饰的脂质体、修饰的纳米乳、修饰的微球、修饰的纳米球；前体药物包括抗癌药前体药物、脑靶向前体药物及肾脏靶向药物。

脂质体是最常用的靶向给药载体，其靶向性分为主动靶向和被动靶向，是由类细胞膜磷脂双分子层组成的、内部为水相的封闭囊泡，现已广泛应用于药物制剂领域。脂质体作为主动靶向给药载体具有许多优点，如双亲性，生物相容性，容易表面修饰，不引起或只引起非常小的抗原性、致热性、过敏性和毒性反应。由于脂质体具有类细胞膜结构，所以可以通过吞噬、融合和吸附的方法进入靶细胞。动态的脂质体膜能更方便地吸附配体到脂质体表面，使配体在脂质体表面分布更为平均，与靶分子结合更为容易。

通过利用配体修饰脂质体表面，能有效地增加靶向效率，精确地靶向靶细胞或靶组织，从而提高生物利用度。配体修饰脂质体的方法应简单、快速，形成的化学键应稳定，而且能高效地识别靶组织。脂质体表面修饰的常用方法是化学键偶合，该方法稳定性好、重复性好、分布均匀（阅读材料 4.26）。

1. 现主要有如下三种方式制备配体修饰的脂质体。

（1）配体与脂质偶合后，作为制备脂质体的成分，直接制备。

（2）直接键合到脂质体表面。首先制备表面含活性基团的含药脂质体，然后配体与之反应形成主动靶向脂质体，但要求该反应条件温和、效率高。常用的活性基团有酰肼基、马来酰亚胺基、羧基等。

（3）后插入法。先制备载药脂质体，然后把配体-脂质通过孵育法插入到载药脂质体表面。

2. 靶向配体可以分为非抗体靶向配体和抗体靶向配体。

（1）非抗体靶向配体。由于细胞周围微环境的改变，一些细胞或者组织过度表达一些特殊的受体，而正常细胞低水平表达或不表达这些受体，因此可以在脂质体表面链接些特殊的靶向配体靶向这些细胞或组织，传递药物到靶细胞或组织。非抗体靶向配体一般较易获得、廉价、易处理，但选择特异性较差，常见的有叶酸、转铁蛋白、半乳糖残基、血管活性肠肽等。

（2）抗体靶向配体。随着抗体工程技术和噬菌体展示技术的发展，人们能获得高靶向性、高亲和力、低分子量的抗体或抗体碎片，特别是用杂交瘤技术和DNA重组技术获得人源化抗体，极大地降低了抗体的免疫原性，从而极大地促进了抗体介导的靶向治疗的研究。但目前该类配体普遍价格昂贵，研究周期长。

二、预习思考题

1. 简述脂质体表面修饰的方法。

2. 简述 RGD 肽修饰脂质体的原理。

3. 学习阅读材料 4.27，思考影响脂质体稳定性的因素有什么？

三、仪器和试剂

1. 主要仪器与器皿　电子天平、磁力搅拌器、旋转蒸发仪、超声破碎仪、高效液相色谱仪、多角度粒度分析及 Zeta 电位仪、透射电子显微镜、小动物活体成像仪、脂质体挤出器、茄形瓶、移液枪等。

2. 主要试剂　紫杉醇（PTX）、二硬脂酰基磷脂酰乙醇胺-聚乙二醇 3500-整合素靶向肽（DSPE-PEG3500-RGD）、氢化大豆卵磷脂（HSPC）、胆固醇（CHOL）、氯仿、磷酸盐缓冲溶液（PBS）、0.9% 氯化钠溶液、葡聚糖凝胶色谱柱-G50（Sephadex G50 柱）、花青素染料 7.5（Cy7.5）、聚碳酸酯滤膜（0.1 μm、0.2 μm）、甲醇（色谱级）、1% 磷钼酸溶液、纯化水等。

四、处方示例

HSPC	20 mg
CHOL	5 mg
PTX	2 mg

DSPE-PEG3500-RGD   5 mg

五、实验步骤（以示例处方为例）

（一）基础步骤

1. 修饰 RGD 肽的肿瘤主动靶向紫杉醇脂质体的制备方法 按处方量精密称取 HSPC、CHOL、DSPE-PEG3500-RGD、PTX，置于 10 mL 茄形瓶中，加入 5 mL 氯仿，使之完全溶解。于旋转蒸发仪上在 55℃水浴减压旋转蒸发除去氯仿。待瓶底部形成均匀的干燥脂质膜，吸取 0.9% 氯化钠（NaCl）溶液 5 mL 加入到茄形瓶中，水化 2 h，振荡使脂膜完全脱落。水化完成后的脂质体混悬液通过超声破碎仪分散，随后用脂质体挤出器在 55℃下挤出，依次通过 0.2 μm 聚碳酸酯滤膜 10 次，0.1 μm 聚碳酸酯滤膜 10 次，初步得到澄清透明具淡蓝色乳光的脂质体溶液。最后用 Sephadex G50 柱去除未包载的紫杉醇，收集载药脂质体，得主动靶向的紫杉醇脂质体，记为 RGD-Lipo-PTX。

2. 质量检查

（1）包封率的测定

1）Sephadex G50 柱层析法分离脂质体和游离药：采用 Sephadex G50 柱层析法分离脂质体和游离药。精密量取 0.5 mL 刚制备完成的 RGD-Lipo-PTX 上 Sephadex G50 柱，洗脱分离 RGD-Lipo-PTX 和未包封的游离 PTX，用磷酸盐缓冲溶液（PBS）洗脱，分段收集，每管收集 0.5 mL，共收集 20 管，采用 HPLC 法测定每份样品中 PTX 浓度。以浓度（μg/mL）为纵坐标，累积洗脱体积（mL）为横坐标，绘制出 PTX 的洗脱曲线。

2）HPLC 法测定包封率：精密量取 0.5 mL 刚制备完成的主动靶向紫杉醇脂质体上 Sephadex G50 柱，洗脱分离 RGD-Lipo-PTX 和未包封的游离 PTX。收集过柱后的脂质体混悬液，再加入 3 倍体积的色谱级甲醇溶液破乳，释放出被包封的药物，并用甲醇溶液定容至 10 mL，混匀。采用 HPLC 法测定，代入提前测定的 PTX 标准曲线，计算得到脂质体中包封药量。另取 0.5 mL 脂质体不过柱，直接破膜得澄清溶液，用甲醇溶液定容至 10 mL，采用 HPLC 法测定，代入标准曲线，计算得到脂质体包封药量与未包封药量的和。按以下公式计算包封率：EE（%）=过柱脂质体中包封的药量/未过柱脂质体中包封与未包封的总药量×100%。

（2）透射电子显微镜观察脂质体的形态：用 10 μL 移液枪取超声均匀后的脂质体溶液，滴加到铜网上。待溶剂挥发完全后，吸取 10 μL 浓度为 1% 磷钼酸溶液滴加至铜网的样品上，染色 1～2 min 后，用滤纸的尖角将液体移除，再滴加纯化水在铜网上用滤纸吸掉，反复三次左右，静置干燥。通过透射电子显微镜（TEM）观察纳米粒表面形貌并拍照。

（3）粒度、Zeta 电位的测定：根据标准操作流程，对脂质体的粒径电位进行检测。

（4）活体成像监测 RGD-Lipo 主动靶向肿瘤效果：建立 4T1 乳腺癌小鼠模型，待肿瘤长至 100 mm³ 后，尾静脉注射给予装载荧光标记试剂 Cy7.5 的主动靶向脂质体（RGD-Lipo-Cy7.5，将 Cy7.5 替代 PTX，同磷脂一起溶于氯仿，参考上述薄膜分散法制备得到），在 1、2、4、6 h 时，通过小动物活体成像仪检测小鼠体内荧光分布，着重观察肿瘤部位，考察其肿瘤靶向性。

（二）自主探索

主动靶向紫杉醇脂质体与传统脂质体的制备方法相同，而且随着近些年的发展，脂质体的制备方法也愈来愈成熟。根据脂质体所包埋物质的理化性质差异，可以选择其合适的制备方法。常用的制备主动靶向紫杉醇脂质体方法主要有乙醇注入法、薄膜分散-超声法等，可设计实验对不同方法制备主动靶向紫杉醇脂质体进行考察（表 4-12）。

表 4-12　脂质体制备方法优选（示例）

序号	制备方法	优缺点	稳定性	包封率
1	乙醇注入法			
2	薄膜分散-超声法			
⋮	⋮			

储存稳定性是指将脂质体的悬浮液在不同温度下（4、25、37℃）及不同光照条件下（避光或不避光）储存数周，储存期间观察脂质体形态变化，通过测量脂质体的包封率、PDI、Zeta 电位、平均粒径等指标对脂质体的稳定性进行评价（表 4-13）。

表 4-13　脂质体稳定性评价

序号	温度	光照条件	脂质体形态变化	包封率	⋯
1	4℃	避光			
		不避光			
2	25℃	避光			
		不避光			
3	37℃	避光			
		不避光			
⋮	⋮				

六、注意事项

1. 使用氯仿溶解混合各材料时，采用水浴超声和加热的方式辅助溶解。

2. 真空旋转蒸发除氯仿时，速度不应过快。

3. 在使用脂质体挤出器时，需注意控制脂质体溶液温度在磷脂相变温度之上，保持脂质体结构的流动性。

七、思考题

1. 制备脂质体时加入胆固醇的目的是什么？
2. 靶向肿瘤的 RGD 肽修饰脂质体的靶向机制是什么？

八、阅读材料

4.26 张莉, 王蜂, 高会乐, 等. 穿膜肽 R8 和 pH 敏感型可断裂 PEG 共修饰脂质体的构建. 药学学报, 2015, 50(6): 760-766.

4.27 黄梓源, 孙玉琦, 胡海洋, 等. 脂质体制剂学稳定性的研究技术与方法. 药学学报, 2016, 51(3): 356-361.

※ 高端模块：生物膜纳米制剂

一、实验原理

纳米脂质体是指由脂质双分子层形成的粒径在纳米级别的囊泡，可将不良反应大、稳定性差、易降解的药物包裹其中。通过与细胞膜融合，将携带的药物浓集于病灶部位，以实现靶向给药，同时可以提高疗效、降低毒性、增强稳定性。但合成的纳米脂质体作为外源性粒子，易被免疫系统清除。为避免该缺点，研究人员对生物类载体进行研究，生物类材料完全取自生物体，属于内源性物质，具有良好的生物相容性，最典型的如红细胞膜、巨噬细胞膜和癌细胞膜等。虽然该类载体低毒、生物可降解且具有靶向性，但也存在载药方式单一、释药行为难以预测和控制等问题。

由此可将二者结合，联合各自优势，从而研究制备生物膜纳米制剂。生物膜纳米制剂主要是以囊泡等具有类生物膜结构的载体所制备的相关剂型。生物纳米脂质体是一种新型的药物递送系统，可以用于克服多重递送屏障进而实现药物靶向输送。本实验主要通过将红细胞膜与纳米载体相结合而制备得到红细胞膜纳米制剂，在纳米载体表面形成红细胞膜外壳用以提高其稳定性和生物相容性（阅读材料 4.28、4.29）。

二、预习思考题

1. 常用于修饰纳米粒的生物膜材料有哪些？
2. 红细胞膜的制备实验方法是什么？
3. 纳米载体在药物传递过程中起到了什么作用？

三、仪器和试剂

1. 主要仪器与器皿　离心机、粒度测定仪、脂质体挤压器、含肝素钠的 EP 管、聚碳酸酯滤膜（0.4 μm、0.2 μm）等。

2. 主要试剂　肝素钠、PBS、紫杉醇纳米脂质体、乙醇、甲醇、小鼠新鲜血液等。

四、处方示例

处方名　红细胞膜包裹叶酸纳米脂质体

肝素钠	适量
紫杉醇纳米脂质体	适量
PBS	适量
甲醇	适量
小鼠新鲜血液（取红细胞膜）	适量

五、实验步骤（以示例处方为例）

（一）基础步骤

1. 红细胞膜包裹纳米脂质体的构建

（1）收集小鼠新鲜血液，将小鼠眼眶取血 1 mL 后置于 1.5 mL 含有肝素钠的 EP 管中，4℃下 2000 r/min 离心 10 min，弃去上层白细胞及血清。用 4℃预冷的 PBS 重复洗涤三次，离心条件为 2000 r/min，10 min。

（2）溶血：将收集到的红细胞置于 0.25×PBS 中，于 4℃低渗处理 30 min。最后，将裂解的红细胞加入 4 倍体积的低渗 PBS，12 000 r/min 离心 30 min，去除上层血红蛋白，重复洗涤三次直至上清无色，即得红细胞膜（RBCM）。

（3）采用脂质体挤压法，将 RBCM 使用脂质体挤压器挤压过 0.4 μm 孔径的膜 10 次。将制备好的 RBCM 与紫杉醇纳米脂质体（处方中去除 DSPE-PEG3500-RGD）进行混合，使用脂质体挤压器挤压过 0.2 μm 孔径的膜 10 次，得到红细胞膜包裹纳米脂质体。

2. 质量检查　取上述制备所得的 RBCM 包裹纳米脂质体用粒度测定仪测定粒径和 Zeta 电位。

3. 药代动力学研究

（1）将红细胞包裹纳米脂质体样品注射到小鼠体内，定时采集小鼠血液样本，收集时间点：0.25、0.5、1、2、4、8、12、24 h。

（2）将血液样本离心分离血浆，用甲醇沉淀蛋白质，用 PBS 重溶，最终测定血药浓度。

（3）用 WinNonlin 软件对实验数据进行非线性药代动力学分析，计算药物的药代动力学参数，如曲线下面积（AUC）、峰浓度（C_{max}）、半衰期（$t_{1/2}$）等。

（二）自主探索

1. 按照不同配比采用脂质体挤压法制备不同处方的红细胞膜包裹纳米脂质体。

2. 通过药代动力学分析，设计实验进一步优化红细胞膜包裹纳米脂质体的制备工艺和给药方案，以达到更好的治疗效果。

六、思考题

1. 学习阅读材料 4.30，红细胞包裹的脂质体常需进行哪些方面的表征？

2. 药动学实验中如何确定药物的最佳剂量和给药方式？

3. 根据药代动力学实验的结果与讨论，分析红细胞膜包裹纳米脂质体的优点体现在哪些方面。

七、注意事项

1. 在制备 RBCM 包裹纳米脂质体的过程中，应注意避免过度旋转或振荡，以免损坏 RBCM。

2. 在药代动力学实验中，尽可能采用多个不同剂量和时间点进行实验，以确定药代动力学特征。

3. 在药动学实验中，药物的剂量和给药方式应该是合理的，以保证实验数据的准确性和可靠性。

八、阅读材料

4.28 Hu C, Zhang L, Aryal S, et al. Erythrocyte membrane-camouflaged polymeric nanoparticles as a biomimetic delivery platform. Proc Natl Acad Sci U S A, 2011, 108(27): 10980-10985.

4.29 黄领领, 吴宏辉, 许东航, 等. 细胞膜仿生纳米技术在肿瘤靶向递药系统中的研究进展. 药学学报, 2022, 57(1): 85-97.

4.30 钟雪梅, 鲜静, 石金凤, 等. 红细胞膜包被的雷公藤甲素-红素仿生共载脂质体的制备及表征研究. 药学学报, 2021, 56(12): 3252-3260.

第五章　皮肤及腔道用制剂的制备与评价

第1节　眼用制剂的制备和质量评价

实验目的

1. 知识目标　掌握眼用制剂的辅料及处方设计、眼用制剂的质量评价方法，分类及临床应用。

2. 能力目标　熟悉眼用制剂中可能出现的质量问题及解决方法；熟悉眼膏剂、滴眼液等剂型的设计和制备；训练查阅资料、设计实验并进行处方优化的能力。

3. 思政目标　将眼用制剂与片剂、注射剂等进行对比分析，引导学生加强唯物主义世界观，发挥主观能动性，在认识和把握规律的基础上，根据规律发生作用的条件和形式利用规律，改造客观世界。

※ 基础模块：眼膏剂、滴眼剂的制备

一、实验原理

眼膏剂（eye ointment）是一个广义的概念，包括狭义的眼膏剂、眼用乳膏剂、眼用凝胶剂。狭义的眼膏剂系指由药物与适宜基质均匀混合，制成溶液型或混悬型膏状的无菌眼用半固体制剂。眼用乳膏剂是由药物与适宜基质混合均匀制成的乳膏状的无菌眼用半固体制剂。眼用凝胶剂是由药物与适宜辅料制成的凝胶状无菌眼用半固体制剂。

1. 眼膏剂的特点

（1）眼膏剂基质无水、化学惰性，适用于配制遇水不稳定的药物，如抗生素。

（2）较滴眼剂在结膜囊内保留时间长，属缓释长效制剂。

（3）能减轻眼睑对眼球的摩擦，有助于角膜损伤的愈合，常用于眼科术后用药。

（4）缺点是有油腻感，使视物模糊。

2. 眼膏剂质量要求

（1）应均匀、细腻、易于涂布，无刺激性。

（2）无微生物污染，成品不得检出金黄色葡萄球菌和铜绿假单胞菌。用于眼部手术或创伤的眼膏剂不得加入抑菌剂或抗氧剂。

（3）眼膏剂所用原料药要求纯度高，且不得染菌。

眼膏剂常用基质为黄凡士林：液状石蜡：羊毛脂=8：1：1。

滴眼剂（eye drop）系指由原料药物与适宜辅料制成的供滴入眼内的无菌液体制剂，可分为溶液、混悬液或乳状液。滴眼剂中可加入调节渗透压、pH、黏度及增加原料药物的溶解度和制剂稳定性的辅料，所用辅料不应降低药效或产生局部刺激性。适当增加滴眼剂的黏度，可增大药物在眼部的滞留时间，延长药效。常用的增稠剂有甲基纤维素、卡波姆、羟丙基甲基纤维素等（参考阅读材料 5.1）。

滴眼剂的附加剂：pH 调节剂、等渗调节剂、抑菌剂、增稠剂、增溶剂、助溶剂。

质量评价方法：pH、渗透压、无菌、澄明度、黏度、稳定性。

二、预习思考题

1. 眼膏剂基质为什么不采用白凡士林？

2. 影响眼膏剂药物吸收的因素有哪些？

3. 影响滴眼剂药物吸收的因素有哪些？

三、仪器和试剂

1. 主要仪器与器皿　烧杯、漏斗、滤纸、灭菌乳钵、注射器、管制瓶及配套 8 mL 聚乙烯料滴眼瓶、载玻片、盖玻片、平底培养皿、微孔滤膜（0.22 μm、0.45 μm）、高效液相色谱仪、C18 色谱柱、量瓶、分液漏斗、电热套等。

2. 主要试剂　红霉素、黄凡士林、灭菌液状石蜡、羟丙基甲基纤维素、活性炭、无水羊毛脂、注射用活性炭、注射用水、氯化钠、盐酸、无水磷酸氢二钠、枸橼酸、乙腈、乙醚、磷酸盐缓冲溶液（PBS）等。

四、处方示例

1. 红霉素眼膏剂

红霉素	0.5 g
黄凡士林	80 g
灭菌液状石蜡	10 g
无水羊毛脂	10 g

2. 红霉素滴眼液

红霉素	0.1 g
羟丙基甲基纤维素	0.5 g
盐酸	适量
氯化钠	0.5 g
注射用水	加至 100 mL

五、实验步骤

（一）基础步骤

1. 红霉素眼膏剂

（1）制备：取无水羊毛脂 10 g，灭菌液状石蜡 10 g，黄凡士林 80 g 置于烧杯中，加热熔化后，趁热过滤，于 150 ℃干热灭菌 1 h，即得。

按无菌操作法，取 0.5 g 红霉素，置灭菌乳钵中，加入少量灭菌液状石蜡充分研磨后，分次加入已灭菌、滤过的眼膏基质，随加随研匀，使成 100 g，无菌分装，即得。

（2）眼膏剂的质量检查

1）本品为淡黄色至黄色的软膏。

2）粒度：混悬型眼膏剂需进行粒度检查。取供试品 10 个，将内容物全部挤于合适的容器中，搅拌均匀，取适量 (相当于主药 10 μg) 置于载玻片上，涂成薄层，薄层面积相当于盖玻片面积，共涂 3 片，每个涂片中大于 50 μm 的粒子不得超过 2 个，且不得检出大于 90 μm 的粒子。

3）金属性异物：取供试品 10 个，分别将全部内容置于底部平整光滑、无可见异物和气泡、直径为 6 cm 的平底培养皿中，加盖。在 10 个供试品中，含金属性异物超过 8 粒者不得过 1 个，且其总数不得过 50 粒。具体检测方法参见现行版《中国药典》。

2. 红霉素滴眼液

（1）制备：取羟丙基甲基纤维素 0.5 g 和氯化钠 0.5 g，加入 80℃注射用水中使其溶解，并放置至室温，得混合溶液；加入适量的盐酸调节 pH 至 7.0，再加入处方量的红霉素，摇匀，加入注射用水定容至 100 ml，过 0.22 μm 的微孔滤膜，无菌分装即得红霉素滴眼液。

（2）质量控制

1）性状及鉴别：本品为无色澄明液体。取本品适量，照现行版《中国药典》分光光度法测定，在 278 nm 的波长处有最大吸收。

2）检查：pH 为 6.8～7.4，其余各项应符合现行版《中国药典》四部 "滴眼剂" 项下的各项规定。

3）含量测定：色谱条件如下。色谱柱：C18 柱（250 mm×4.6 mm；5 μm）；流动相 A：乙腈，流动相 B：0.1% 磷酸盐缓冲溶液（PBS）；梯度洗脱程序：0～1 min：10%A，1～2 min：10%→60%A，2～7min：60%A，7～8 min：60%→90%A，8～9 min：90%A，9.0～10min：90%→10%A，10～12 min：10%A；流速为 0.5 mL/min；检测波长：205 nm，柱温为室温，进样体积为 20 μL。理论塔板数按红霉素峰计算应不低于 2000，红霉素与有关物质的分离度应符合要求。

（二）自主探索

眼膏剂药物含量在制备过程中可能出现污染、降解或被破坏的可能，请自主探索灭菌液状石蜡添加量对药物含量的影响。

取红霉素眼膏剂 10 支，将内容物全部挤于合适容器中，搅拌均匀，精密称取适量（约相当于红霉素 5 mg），置分液漏斗中，加乙醚 25 mL，缓缓振摇，使基质溶解，用 PBS（pH 7.0）提取 3 次，每次 10 mL 合并提取液，置 50 mL 量瓶中，以流动相稀释至刻度，摇匀，取 10 μL 进样，记录色谱图，另精密称取红霉素对照品适量，加 PBS（pH 7.0）5 mL 溶解后，再用流动相稀释，同法测定。按外标法以峰面积计算出供试品中红霉素的含量。

六、注意事项

1. 氯霉素对热稳定，配液时加热以加速溶解，用 100 ℃ 流通蒸汽灭菌。

2. 处方中可加硼砂、硼酸作缓冲剂，亦可调节渗透压，同时还可增加氯霉素的溶解度，但此处不如用生理盐水为溶剂者稳定且刺激性小。

3. 白凡士林对眼部有刺激，不宜用作基质。

七、思考题

1. 滴眼剂制备中应注意哪些问题，以保证其质量？

2. 参阅阅读材料 5.2 和 5.3，思考影响眼部给药的影响因素。

3. 思考红霉素处方中各成分作用，滴眼剂常用增稠剂有哪些？

八、阅读材料

5.1 方亮. 药剂学. 第 8 版. 北京: 人民卫生出版社, 2016: 284-288.

5.2 张燕宇, 高欣, 江宽, 等. 眼部疾病的基因治疗与递送策略. 药学学报, 2018, 53(4): 518-528.

5.3 孙考祥, 王爱萍, 黄丽军, 等. 双氯酚酸钠脂质体的制备及其眼部药代动力学. 药学学报, 2006, 41(11): 1094-1098.

※ 进阶模块：眼用原位凝胶剂的制备

一、实验原理

原位凝胶是一类以溶液状态给药，并在生理环境下相变为凝胶状态的聚合物，具有溶液和凝胶的双重优势。原位凝胶作为一种新剂型，广泛用于缓控释及脉冲释放等给药系统，且具有多种靶向作用。

与传统的滴眼液相比，原位凝胶具有如下特点及优势。

（1）具有亲水性三维网络结构、含水量高、生物相容性好。

（2）与黏膜组织亲和力强、滞留时间长。

（3）经调控可实现药用活性成分不同的释放效果。眼用温敏原位凝胶在室温下为溶液状态，便于滴眼给药，给药后因温度升高迅速在眼表发生相转变形成水凝胶，可延长药物角膜前滞留时间，有利于药物的释放和吸收，如阅读材料 5.4 采用温敏型原位凝胶作为左卡尼汀（LC）的递送系统，采用泊洛沙姆 407（poloxamer 407，P407）和泊洛沙姆 188（poloxamer 188，P188）作为凝胶基质，加入透明质酸钠（sodium hyaluronate，HA-Na）与羧甲基纤维素钠（sodium carboxymethylcellulose，CMC-Na）等具有保湿增黏效果的辅料，构建左卡尼汀温敏原位凝胶（levocarnitine thermosensitive in situ gel，LCTISG）。

二、预习思考题

1. 阅读材料 5.5，思考为什么原位凝胶与脂溶性药物联用较少？

2. 原位凝胶都有哪些类型？

三、仪器和试剂

1. 主要仪器与器皿 磁力搅拌器、旋转流变仪、冰箱、烧杯若干、玻璃棒等。

2. 主要试剂 P407、P188；HA-Na、CMC-Na；LC 原料药、纯化水等。

四、处方示例

LC 温敏原位凝胶（参考阅读材料 5.4）

LC	500 mg
P407	20 g
P188	5 g
HA-Na	0.02 g
CMC-Na	0.1 g
纯化水	补至 100 mL

五、实验步骤

（一）基础步骤

1. LC 温敏原位凝胶的制备 称取处方量 HA-Na 及 CMC-Na，加入适量纯化水，搅拌分散并使之完全溶胀；加入处方量 P407 及 P188，搅拌使分散均匀，并放入 4℃冰箱中冷藏 24 h 以上，至溶液澄清透明后，加入处方量 LC，补加纯化水至全量，搅拌均匀；即得 LCTISG。

2. 制剂外观观察 在 25℃和 34℃时观察制备的 LCTISG 外观及流动性。

3. 制剂 pH 测定 取 LCTISG 5 mL，加入 5 mL 新沸并放冷至室温（25±2）℃的纯化水，搅拌均匀，室温下测定其 pH。

4. 制剂黏度测定　控制旋转流变仪（转子类型：20 mm 平板）的剪切速率为 1.0/s，升温速率为 1℃/min，测定 LCTISG 在 20～35℃内的黏度值作黏度温度变化曲线。

（二）自主探索

本实验以 P407 和 P188 为凝胶基质，其比例会对制备的原位凝胶性质，如黏度等造成影响。可以尝试不同比例的 P407 和 P188 并测定其黏度，并绘制曲线（表 5-1），观察并思考所出现现象的理论依据。

表 5-1　泊洛沙姆 407 和泊洛沙姆 188 在 20～35℃内的黏度温度变化曲线

序号	P407%（W/V）	P188%（W/V）	20～35℃内的黏度值作黏度温度变化曲线
1	16	0	
2	18	2	
3	20	4	
4	22	6	

六、注意事项

溶解会溶胀的试剂时，注意少量多次，充分搅拌充分溶胀。

七、思考题

1. 动物实验中采用怎样的方法进行眼表滞留性实验？
2. 温敏凝胶可能出现的问题有哪些？

八、阅读材料

5.4 黄平情, 高利利, 于颖超, 等. 左卡尼汀温敏原位凝胶的制备及质量评价. 药学学报, 2019, 54(6): 1115-1122.

5.5 马守伟, 甘勇, 甘莉, 等. 新型眼用阳离子微乳-原位凝胶的制备及其体外角膜滞留特性的研究. 药学学报, 2008, 43(7): 749-755.

第 2 节　皮肤用制剂

实验目的

1. 知识目标　掌握皮肤用制剂的原辅料及处方设计、质量评价；熟悉皮肤用制剂的基质组成，了解乳膏剂、软膏剂和微针等制剂的特性。

2. 能力目标　熟悉皮肤用制剂的制备过程中可能出现的质量问题及解决办法；熟悉乳膏剂、软膏剂和微针的设计与制备；熟悉查阅资料和优化处方的方法。

3. 思政目标　结合前沿热点制剂微针的制备与处方优化，引导学生关注学科前沿发展，保持对关键问题的持续关注，培养勇于探索、开拓创新的时代精神和科学研究精神。

※ 基础模块：氟康唑乳膏剂和软膏剂的制备

一、实验原理

　　乳膏剂系指原料药物溶解或分散于乳状液型基质中形成的均匀半固体制剂。乳膏剂根据基质的不同，可分为水包油型乳膏剂（O/W）与油包水型乳膏剂（W/O）。O/W 型乳膏剂连续相为水，易涂布和洗除，无油腻感，色白如雪，故有"雪花膏"之称。药物从 O/W 型乳膏基质中释放和透皮吸收较快，故临床应用广泛，常用于亚急性、慢性、无渗出的皮损和皮肤瘙痒症。W/O 型乳膏剂因分散相为水，连续相为油，水分只能缓慢蒸发，对皮肤有缓和的冷爽感，故有"冷霜"之称。W/O 型乳膏剂可吸收部分水分或分泌液，具有良好的润滑性、一定的封闭性和吸收性。乳膏剂有局部治疗作用，部分药物也可通过透皮吸收后达到全身治疗作用。乳膏剂是透皮给药制剂，经皮吸收后，该药物可保持稳定、持久的血药浓度，使药物能维持长期有效的血药浓度，作用于各组织或病变部位，达到稳定治疗的目的。比口服药物疗效更迅速、更直接，并且使用便利，一般不受疗程限制，随用随停，从而增加了患者用药的顺应性。

　　乳膏剂主要由原料药物、乳膏基质和附加剂组成。乳膏剂中常用的附加剂有抑菌剂、保湿剂、溶剂、抗氧剂、增稠剂、芳香剂、渗透促进剂等。乳膏剂的基质类型与乳化剂、油相和水相的组成及比例有关。乳膏剂的常用制备方法为乳化法，将处方中油溶性组分（如硬脂酸、液状石蜡、高级脂肪醇类及单硬脂酸甘油醇等）加热至 70~80℃，熔化形成油溶液（油相），另将水溶性成分（如硼砂、NaOH、三乙醇胺、O/W 型乳化剂、抑菌剂、保湿剂等）溶于水，加热至较油温略高时（水相）；在不断搅拌下将水相与油相混合成乳，真空脱气，直至冷凝，即得乳膏基质（图 5-1）。

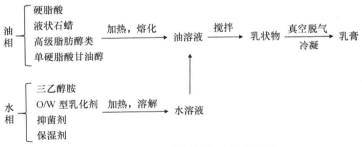

图 5-1　常用乳膏剂制备工艺流程图

　　软膏剂指药物与适宜基质制成的具有适当稠度的半固体外用制剂。它可在应用部位发挥疗效或起保护和滑润皮肤的作用，药物也可吸收进入体循环产生全身治疗作用。

　　基质为软膏剂的赋形剂，它使软膏剂具有一定的剂型特性且影响软膏剂的质量及药物疗效的发挥，基质本身又有保护与润滑皮肤的作用。软膏基质根据其组成可分为三类：油脂性、乳剂型和水溶性基质。用乳剂型基质制备的软膏剂亦称乳膏剂，W/O 型又称霜剂。

软膏剂可根据药物与基质的性质用研和法、熔和法和乳化法制备，固体药物可用基质中的适当组分溶解，或先粉碎成细粉（按现行版《中国药典》）与少量基质或液体组分研成糊状，再与其他基质研匀。所制得的软膏基质均匀、细腻，具有适当的黏稠性，易涂于皮肤或黏膜上且无刺激性。

二、预习思考题

1. 简要列举出一些生活中的乳膏剂和软膏剂。

2. 乳膏剂和软膏剂的区别有哪些？

3. 简述软膏剂和乳膏剂的常见类型及应用，说出他们之间的区别。

4. 乳膏剂油相和水相的混合方法？

三、仪器和试剂

1. 主要仪器与器皿　烧杯、乳钵、100 mL 量筒、玻璃棒、恒温水浴锅、透皮扩散仪、紫外-可见分光光度计、高效液相色谱仪、C18 色谱柱、分析天平等。

2. 主要试剂　氟康唑、羧甲基纤维素钠（CMC-Na）、聚山梨酯 80、鱼肝油、蒸馏水、凡士林、液状石蜡、乙醇、甲醇、甲酸、三乙醇胺、单硬脂酸甘油酯、硬脂酸、乙腈等。

四、处方示例

1. 氟康唑乳膏

氟康唑	1 g
CMC-Na	0.5 g
聚山梨酯 80	1 mL
鱼肝油	80 mL
蒸馏水	30 mL

2. 氟康唑软膏

氟康唑	1 g
凡士林	20 g
液状石蜡	适量

五、实验步骤

（一）基础步骤

1. 氟康唑乳膏制备　取处方量 CMC-Na 置乳钵中，加入蒸馏水溶胀，加入氟康唑研磨分散均匀，依次缓缓加入聚山梨酯80、鱼肝油，同方向快速研磨，分装即得。

2. 氟康唑软膏制备　按处方量称取凡士林、液状石蜡在约80℃水浴中加热熔融，并搅拌均匀。按处方量称取氟康唑，加入上述搅拌均匀的软膏基质中，继续搅拌，使氟康唑均匀分布，得到氟康唑软膏。

3. 质量评价　采用透皮扩散仪测定比较不同基质的软膏剂中药物的释放度。

（1）取已制备的乳膏剂和软膏剂，分别填装于释放装置的供给池中（装填量约为1.5 cm高），擦净池口边缘多余的制剂，池口用玻璃纸包扎，使玻璃纸无皱褶且与制剂紧贴无气泡，以保持固有释放面积。

（2）将上述装有制剂的供给池置于接收池上（玻璃纸面朝向接收池，并放入小磁子），用夹子紧固两池后，将37℃的释放介质纯化水装入接收池，排尽气泡，并记录接收液的体积，将释放装置置于（37±1）℃的恒温水浴中，转速适宜（如250 r/min），分别于10、30、60、90、120、150 min取样，每次取出全部接收液（或定量吸取5.0 mL），并同时补加同体积的纯化水，测定释放液中氟康唑的含量。

4. 含量测定

（1）标准曲线的制备：精密称取氟康唑对照品适量，加乙醇并定量稀释成1.0、2.0、5.0、10.0、15.0 mg/mL的标准溶液，照紫外-可见光分光光度法，在261 nm测定吸光度，绘制标准曲线，得到回归方程。

（2）释放度的测定：将不同时间测定的氟康唑的吸光度代入回归方程，计算乳膏剂和软膏剂中氟康唑的释放度，绘制释放量-时间曲线。

5. 药代动力学研究　精密称取氟康唑标准品0.8 mg，置10 mL量瓶中，加入甲醇稀释至刻度，摇匀，得到浓度为80 μg/mL的储备液。取氟康唑储备液适量，用甲醇稀释，得到浓度为0.625、1.25、2.5、5、10、20、40 μg/mL的氟康唑标准溶液。按下述色谱条件检测，绘制峰面积-浓度标准曲线。

色谱条件：色谱柱为C18（4.6 mm×250 mm，5 μm），流动相为乙腈∶0.1%甲酸水溶液，50∶50（V/V）；检测波长为365 nm；流速为1.0 mL/min；进样量为20 μL；柱温为30℃。

取Wistar大鼠12只，随机分为两组，分别按4.86 mg/kg的剂量将氟康唑乳膏剂和软膏剂涂于已脱毛大鼠腹部，给药后于10、20、30、45、60、90、120、240 min眼底静脉丛取血置于涂有肝素的试管中，混匀，4000 r/min离心10 min，分离血浆与-20℃冷冻保存至分析。精密吸取大鼠血浆100 μL，至1 mL离心管中，加入乙腈100 μL，涡旋混合3 min，离心（10 000 r/min）10 min，取上清液20 μL，按与标准品同样方法检测，代入标准曲线计算氟康唑的血药浓度。

6. 实验结果与讨论

（1）观察描述乳膏剂和软膏剂外观，将制备的各种乳膏剂和软膏剂布于皮肤上，比较两者的黏稠性、涂布性和洗脱性（表5-2）。

表 5-2　乳膏剂的性质

观测项目	现象与结论
外观	
黏稠性	
涂布性	
洗脱性	

表 5-3　软膏剂的性质

观测项目	现象与结论
外观	
黏稠性	
涂布性	
洗脱性	

（2）测定氟康唑标准溶液吸光度（表 5-4），绘制标准曲线，计算回归方程。

表 5-4　氟康唑的标准曲线数据

	浓度（mg/mL）				
	1.0	2.0	5.0	10.0	15.0
吸光度					
回归方程					

（3）测定氟康唑乳膏和氟康唑软膏的释放量（表 5-5），绘制释放量-时间曲线。

表 5-5　乳膏和软膏的药物释放

取样时间（min）	氟康唑乳膏		氟康唑软膏	
	吸光度	累积释放百分率	吸光度	累积释放百分率
10				
30				
60				
90				
120				
150				

（二）自主探索

凡士林对皮肤无刺激性，性质稳定且具有适宜的稠度和涂展性。硬脂酸用于护肤品中起乳化作用，从而使其变成稳定洁白的膏体。液状石蜡可用作软膏、搽剂和化妆品的基质，具有低致敏性及不错的封闭性，有阻隔皮肤的水分蒸发的作用，所以常被当作顺滑保湿剂来使用。三乙醇胺是乳膏制剂中常用乳化剂，用三乙醇胺乳化的乳膏产品具有膏体细腻，膏体亮白的特点。单硬脂酸甘油酯作为辅助乳化剂，它可以调节乳化剂的 HLB 值。

以上物质都影响乳膏剂的成型性，其中油相水相比例影响最大，单硬脂酸甘油酯次之，三乙醇胺的影响较小。按照处方称取硬脂酸、凡士林、单硬脂酸甘油酯、液状石蜡，作为油相备用；称取三乙醇胺加入蒸馏水中作为水相备用，不断搅拌制成乳膏状。

以外观均一性、离心稳定性、涂布延展性、耐寒耐热稳定性作为成型性的考察指标，探索本产品最适油相与水相比例（表 5-6）、单硬脂酸用量（表 5-7）、三乙醇胺用量（表 5-8）。

表 5-6　油相水相比例的影响

油相：水相	外观均一性	离心稳定性	涂布延展性	耐寒耐热稳定性
4：6				
3：7				
2：8				

表 5-7　单硬脂酸用量的影响

单硬脂酸用量	外观均一性	离心稳定性	涂布延展性	耐寒耐热稳定性
0.5%				
1%				
1.5%				

表 5-8　三乙醇胺用量的影响

三乙醇胺用量	外观均一性	离心稳定性	涂布延展性	耐寒耐热稳定性
0.5%				
1%				
1.5%				

六、注意事项

1. 制备乳膏剂时，不宜采用直火加热。油相与水相宜在相同或相近的温度条件下（约 80℃）进行混合，并保持一定的时间，不停搅拌至冷凝。

2. 搅拌时应尽量避免混入空气，乳膏中有气泡残留，不仅容积增大，且可能导致乳膏储存过程的相分离和酸败。

七、思考题

1. 影响乳膏剂和软膏剂中药物释放的因素有哪些？

2. 讨论处方中各组分的作用。乳膏剂制备时需要注意的问题是什么？

3. 参考阅读材料 5.6，学习利用物理指纹图谱比较不同来源 CMC-Na 粉体学性质的差异以提供药用辅料质量评价的方法。

4. 学习阅读材料 5.7，学习水/AOT/Tween 85/IPM 微乳系统能促进氟尿嘧啶的透皮吸收的原理。

八、阅读材料

5.6 张孝娜, 孙会敏, 王珏, 等. 羧甲基纤维素钠质量一致性评价及性能参数智能可视化研究. 药学学报, 2020, 55(8): 1923-1931.

5.7 刘芳, 肖衍宇, 平其能, 等. 以油包水型微乳为载体促进氟尿嘧啶的经皮渗透. 药学学报, 2009, 44(5): 540-547.

※ 进阶模块：盐酸利多卡因可溶性微针的制备及表征

一、实验原理

微针的常见材料包括无机材料、聚合物、金属等，有足以刺穿角质层的长度（高 10~2000 μm，宽 10~50 μm），但不刺激较深组织内的神经，故无疼痛，患者顺应性好。微针综合了皮下注射和经皮给药贴剂的优点，可用于疫苗及蛋白质等大分子药物的经皮递送，且剂量可控、使用方便、依从性好。微针有许多种类，常见的微针包括固体微针、表面载药微针、可溶性微针、空心微针等。

可溶性微针采用可溶、可降解的材料，微针刺入皮肤后可自行降解，解决了金属或硅微针等生物相容性不好、断裂后的材料留在皮内造成不良影响等问题，并可以通过不同的基质材料合用使其具有不同的释放特性。

另外，相比涂层微针，可溶性微针载药量相对较大，可以通过控制加载入微针中的药物剂量达到精确给药（参考阅读材料 5.8、5.9）。

二、预习思考题

1. 微针的种类都有哪些？各有什么优缺点？

2. 微针在现实生活中的应用有哪些？请简要列举出来。

3. 参考阅读材料 5.8，学习倒模浇注法制备可溶性微针的方法。

三、仪器和试剂

1. 主要仪器与器皿 离心机沉淀器、低速离心机、磁力搅拌器、电热鼓风干燥箱、扫描电子显微镜、质构仪、透皮扩散仪（Franz 扩散池）、高效液相色谱仪、试管等。

2. 主要试剂 盐酸利多卡因（LIDH）、甲基乙烯基醚-马来酸酐共聚物（Gantrez S-97）、羟丙基甲基纤维素（HPMC）、聚二甲基硅氧烷（PDMS）、蒸馏水等。

四、实验步骤（参考阅读材料 5.8）

以 PDMS 制备微针阴模具，采用倒模浇注法制备可溶性微针。将 35%（W/W）LIDH、12%（W/W）Gantrez S-97 和 3%（W/W）HPMC 溶解于 50%（W/W）蒸馏水中，室温静置溶胀 1 h，配制成均一的基质溶液，3000 r/min 离心 10 min 去除基质溶液中的气泡。再取 0.2 g 基质溶液均匀涂布到 PDMS 阴模具上，3000 r/min 离心 10 min 入模，40℃通风干燥。干燥冷却至室温后脱模，保存于干燥器中。

五、表征实验（参考阅读材料 5.8）

1. 制备的 LIDH 可溶性微针置于扫描电子显微镜下观察，考察其微观形态。

2. 微针机械强度研究　利用质构仪对微针的硬度进行测定；用离体鼠皮和 Parafilm® 膜模拟人体皮肤对其进行穿刺能力的测定。

采用优选的条件制备载药微针。分别剪取 4×4（即含有 16 根针尖）的阵列，用双面胶固定在样品基座上，保持针尖部分朝上，测试探头开始以 0.1 mm/s 的速度、0.049 N 的触发力下降。当触碰到针尖时，以 0.05 mm/s 的速度向下进行压缩，当微针发生 90% 形变时，停止压缩。将仪器施加的力和位移绘制成测试曲线，从而测定微针的硬度。

3. 微针的穿刺能力　采用改良的 Franz 扩散池进行体外透皮试验，取适量微针制剂，每片微针及给药池中含量均为 750 μg。将制备好的微针用手术胶布贴于鼠背部皮肤角质层上，40 N 按压 1 min 使其刺穿角质层，将皮肤角质层朝上固定于给药池和接收池之间。吸取药物溶液于给药池中。在接收池中加入 PBS，37℃、300 r/min 恒温恒速磁力搅拌，于 0.5、1、2、4、6、8 h 移取接收液，随即补回空白接收液。透皮时间为 1 h 时，移除微针和药物混悬液，后续时间点继续取样。取出的样品溶液过 0.45 μm 滤膜，以 HPLC 测定药物浓度，计算累积透过量（Q）。对累积透过曲线进行线性拟合，斜率为药物的稳态渗透速率 [J, μg/(cm^2·h)]，横坐标上的截距即为时滞（T_{lag}, h）。

六、注意事项

1. 注意尽量去除基质溶液中的气泡，以免影响后续制备操作。

2. 基质溶液在进行涂布时应尽量均匀。

七、思考题

1. 微针的性能考察包括哪些方面？

2. 学习阅读材料 5.10、5.11，列举微针致皮肤孔道形成与闭合的影响因素有哪些？

八、阅读材料

5.8 占浩慧, 黄颖聪, 马凤森. 基于微针技术的盐酸利多卡因快速局麻起效制剂的质量评价. 药学学报, 2018, 53(8): 1372-1377.

5.9 Tsioris K, Raja W , Pritchard E , et al. Fabrication of silk microneedles for controlled-release drug delivery. Adv Funct Mater, 2012, 22(2): 330-335.

5.10 李蓉蓉, 王缘, 刘哲, 等. 微针应用后皮肤孔道形成与闭合的影响因素及评价方法. 药学学报, 2021, 56(5): 1293-1300.

5.11 李蓉蓉, 王缘, 刘勇, 等. 金属和可溶性微针及其使用参数对皮肤孔道形成与闭合的影响. 药学学报, 2021, 56(4): 1163-1169.

第六章 前药制剂的制备与评价

实验目的

1. 知识目标 了解前药的定义和基本剂型；掌握相关剂型辅料的选择、处方设计和质量评价方法；熟悉相关仪器设备的操作。

2. 能力目标 熟悉前药制剂制备中可能出现的质量问题及解决方法；掌握片剂、贴剂和纳米制剂的制备工艺；培养查阅文献、设计实验并进行处方优化的能力。

3. 思政目标 前药制剂是多学科发展的创新成果，本章进阶式阐释前药制剂的制备和工艺，不断融入科研工作者们精益求精的工匠精神，引导学生树立正确的科学观和价值观。

前药是指药物经过化学结构修饰后得到的在体外无活性或活性较小、在体内经酶或非酶的转化释放出活性药物而发挥药效的化合物。将药物制备成前药有望实现改善药物的药代动力学性质、改善溶解性等制剂学相关性质、降低不良反应等目的。在前药制剂的设计和制备中，则需要结合前药的总体设计目标和临床应用、药物制备成前药后的制剂学性质等多方面因素进行考虑，以进一步优化其综合治疗效果。前药的设计策略和实现形式多种多样，本部分选取了三个较具代表性的案例，对前药制剂的制备和评价进行举例讨论，涉及的剂型包括分散片、透皮贴剂、纳米粒。

※ 基础模块：萘丁美酮分散片的制备

一、前药介绍

萘丁美酮（nabumetone）是一种非甾体抗炎药，常用于治疗由急慢性炎症引起的关节炎、软组织风湿病和急性软组织挫伤。其化合物命名为 4-(6-甲氧基-2-萘基)-丁-2-酮，是一种非酸性、非离子型前药，不溶于水，易溶于丙酮和乙酸乙酯。相较于其他非甾体抗炎药，萘丁美酮是一种非酸性、非离子型前药，主要是在十二指肠道碱性环境下吸收，经肝脏代谢成 6-甲氧基-2-萘乙酸才具有活性，因此在吸收过程中对胃黏膜无明显的直接毒性作用。萘丁美酮活性代谢物无肝肠循环，口服吸收良好，通常制备成片剂或胶囊剂。萘丁美酮制剂口服后通常在十二指肠处吸收，经肝脏转化为活性产物 6-甲氧基-2-萘乙酸（6-MNA），从而发挥解热镇痛作用。其生物转化过程如图 6-1 所示。6-MNA 通过抑制环氧合酶活性，下调前列腺素合成，达到拮抗炎症反应进程的目的。同时，6-MNA 还可以减轻单核细胞和多核细胞对趋化因子信号的响应，从而阻止其向炎性组织迁移，对炎症微环境起到整体性调节的作用。

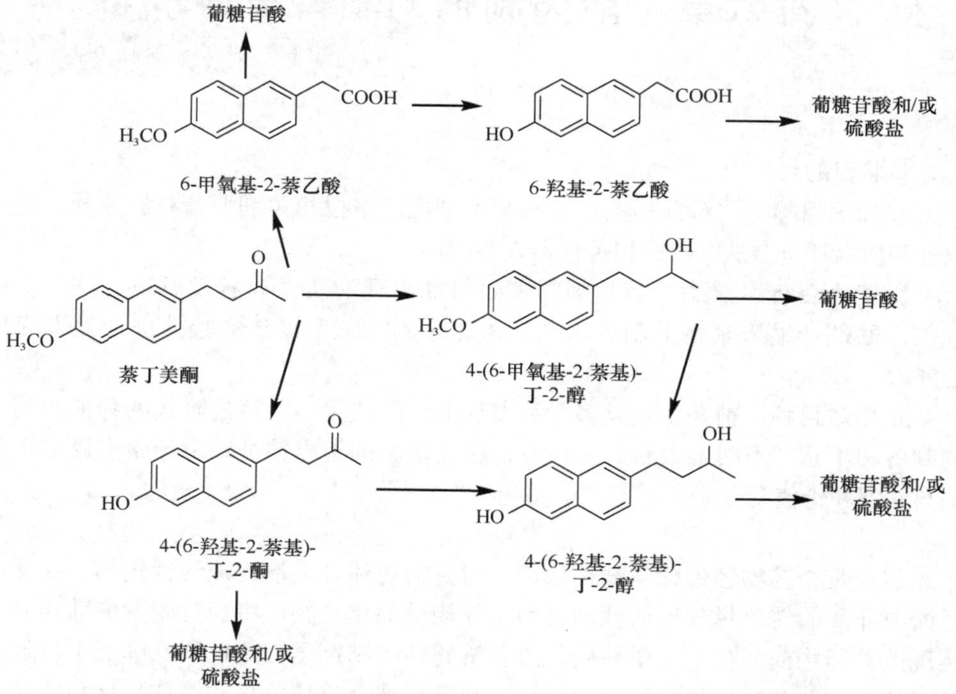

图 6-1　萘丁美酮的体内生物转化过程

二、实验原理

　　分散片（disperse tablet）系指在水中能迅速崩解并均匀分散的片剂，亦是一种结合固体制剂与液体制剂优点的新型制剂。分散片可加水分散成混悬液后口服，亦可将药片含于口中吮服或直接吞服。在临床应用中，该剂型使用相对简便，将药片在水中充分化开后可灵活调整摄入剂量，且适用于儿童、老年人与吞咽功能障碍者用药（阅读材料 6.1）。分散片服用后能快速崩解，提高药物摄取速度，生物利用度高（阅读材料 6.2）。

　　制备分散片的原料药物常为难溶性药物，常用辅料包括崩解剂、黏合剂、矫味剂与润滑剂等。为控制分散片在水中的崩解时限，选用合适种类与加入比例的崩解剂在处方设计中至关重要。常用的崩解剂有羧甲基淀粉钠（CMS-Na）、低取代羟丙纤维素（L-HPC）、微晶纤维素（MCC）、交联羧甲纤维素钠（cCMC-Na）与交联聚乙烯吡咯烷酮（PVPP）等。为改善原料药之间的黏性以便于开展下一步制软材环节，需要加入适量的黏合剂。值得注意的是，在分散片的处方设计中，黏合剂与崩解剂的作用是相辅相成的，其表现在用于制备分散片的黏合剂常选用亲水性强的羧甲基纤维素（CMC）及聚维酮（PVP），在增强原料药之间黏性的同时亦有促进片剂崩解、促进药物释放的作用。润滑剂可在制剂过程中降低原料药颗粒之间的摩擦力,改善粉体流动性,减少重量差异;防止压片时发生黏冲,保证压片操作顺利进行。应理解处方中每种辅料的作用,并具备针对片剂的质量问题进行处方优化的能力(阅读材料6.3)。

三、预习思考题

1. 萘丁美酮的化学结构、药理学机制、药代动力学特征及在处方设计中需要解决的工艺问题。

2. 制备分散片所需的崩解剂、黏合剂与其他药用辅料有哪些(各举2~3例)?阐述其特点与应用范围。

3. 现行版《中国药典》中分散片需要进行的各项质量检查的标准流程与质控标准有哪些?

四、仪器和试剂

1. **主要仪器与器皿**　高速粉碎机、单冲异型压片机、片剂四用测定仪、筛网、混合机、摇摆式制粒机、多功能整粒机等。

2. **主要试剂**　萘丁美酮、CMS-Na、MCC、PVP、玉米淀粉、乳糖、预胶化淀粉、PVPP、L-HPC、cCMC-Na、淀粉浆、甲基纤维素、羟丙纤维素、十二烷基硫酸钠(SLS)、甜菊素、枸橼酸、硬脂酸镁等。

五、处方示例

处方见表6-1。

表6-1　分散片处方

作用	组分	用量
原料药	萘丁美酮	500.0 g
崩解剂	CMS-Na	48.0 g
填充剂	MCC	80.0 g
黏合剂	PVP	适量
表面活性剂	SLS	8.0 g
矫味剂	甜菊素	20.0 g
	枸橼酸	0.5 g
润滑剂	硬脂酸镁	2.5 g

六、实验步骤(以示例处方为例)

(一)基础步骤

1. **原辅料的预处理**　将萘丁美酮充分粉碎过300目筛,MCC、CMS-Na、甜菊素、枸橼酸、SLS分别干燥后,充分粉碎过100目筛。

2. 称量与混合　按照处方量设计，称取相应质量的原料药、崩解剂、表面活性剂与矫味剂，并将上述原辅料置入混合机中混合均匀。

3. 制软材、制粒与干燥　将适量 2% PVP 加入混合后的物料中并继续混合均匀，用 20 目尼龙网制湿颗粒，制得的颗粒应少细粉，整齐无长条，然后在（60±2）℃环境下干燥 6～7 h。

4. 整粒　取出干燥过的湿颗粒，采用多功能整粒机，筛去细粉及粒度不合要求的颗粒。

5. 总混　在过筛后的干燥颗粒中加入润滑剂硬脂酸镁，混合均匀后放置于密闭容器内，检验合格后进行压片。

6. 压片　将总混后的颗粒用单冲异型压片机进行压片，最终制得分散片。

7. 质量评价　参照现行版《中国药典》规定，对制得的分散片进行质量评价，将实验结果记录于表 6-2。

表 6-2　分散片质量检查结果

序号	项目名称	数据记录	质量检查结果	不合格的可能原因
1	外观			
2	重量差异			
3	溶出度			
4	分散均匀性			

需要注意的是，在"总混"步骤后，需要对颗粒的粉体粒径、密度、流动性、吸湿性等指标进行评价，同时需要在后续动物实验中对药代动力学特征进行评价，上述内容在实验中可根据具体情况酌情设计。

（二）处方因素考察

1. 分散片的质量受多种因素综合影响。在进行处方设计时，可设计实验对不同因素进行考察。

（1）填充剂的选择：填充剂是分散片中占比最大的辅料，需要具备良好的流动性与可压性，以获得理想的崩解性能（表 6-3）。

表 6-3　不同填充剂对分散片成型性、硬度、崩解时限与溶出度的影响考察

序号	崩解剂种类	成型性	硬度（N）	崩解时限	溶出度
1	玉米淀粉				
2	乳糖				
3	预胶化淀粉				
⋮	⋮				

（2）崩解剂的选择：制备分散剂通常需要选取溶胀度大于 5 mL/g 的材料作为崩解剂；并且，同一种崩解剂的不同用量也能显著改变分散片的崩解行为。在压

片过程中，使用不同压力压制的分散片硬度截然不同；因此，压力亦会对制剂的崩解产生影响。

保持处方中其他辅料及后续制备工艺不变，记录使用不同崩解剂制成分散片后其硬度、成型性、崩解时限的不同（表6-4），并以此为依据进行处方优化。在制药工业生产实践中，为整合不同崩解剂的优良性能或取得最佳的成本效应，可以联合使用多种崩解剂。

表 6-4　不同崩解剂对分散片成型性、硬度、崩解性能的影响考察

序号	崩解剂种类	硬度（N）	成型性	崩解时限
1	PVPP			
2	L-HPC			
3	cCMC-Na			
⋮	⋮			

保持处方及其他制备工艺及参数不变，记录加入同种、不同总量崩解剂并制成片剂后的崩解性能与溶出度的不同（表6-5），并以此为依据进行工艺优化。

表 6-5　崩解剂的不同用量对分散片崩解性能的影响

序号	崩解剂用量	崩解时限	溶出度		
			时间点 1	时间点 2	时间点 3
1					
2					
3					
⋮					

保持处方及其他制备工艺及参数不变，记录使用不同压力压片后其硬度与崩解时限的不同（表6-6），并以此为依据进行工艺参数优化。

表 6-6　不同压片压力对分散片硬度与崩解时限的影响考察

序号	压力	硬度（N）	崩解时限
1	高		
2	中		
3	低		
⋮	⋮		

（3）黏合剂的选择：黏合剂作为连接原料药与辅料之间的重要媒介，其种类与用量需要进行反复探索（表6-7）。若用量太少，制成的颗粒比较松散，压片时容易造成裂片；若用量太大，原辅料间黏性太强，制成的颗粒比较紧密，易造成崩解缓慢，药物难以溶出。

表 6-7　不同黏合剂对分散片崩解时限与溶出度的影响考察

序号	黏合剂种类	崩解时限	溶出度
1	淀粉浆		
2	甲基纤维素（MC）		
3	羟丙纤维素（HPC）		
⋮	⋮		

保持处方及其他制备工艺及参数不变，在考察黏合剂种类对制剂崩解时限与溶出度影响的同时，进一步考察黏合剂用量对上述两个质量指标的影响（表 6-8）。记录使用不同压力压片后其硬度与崩解时限的不同，并以此为依据进行工艺参数优化。

表 6-8　不同黏合剂用量对分散片崩解时限与溶出度的影响考察

序号	黏合剂用量	崩解时限	溶出度
1			
2			
3			
⋮			

2. 影响最终制剂质量的因素是多元且复杂的，因此需要对处方设计中各组分的用量与配比进行逐一考察。例如，若同时考察 n 种崩解剂（因素）和每种崩解剂的 m 种投药浓度（水平）下对分散片崩解时限与溶出度的影响，则需要进行 m^n 次实验。在研究实践中表明，当处方因素大于 3 时，由于因素间可能存在交互作用，试验工作量就会变得很大，且难以保证其准确度。在进行多因素多水平的处方筛选时，我们可以引入正交实验设计方法。

正交实验设计由日本工程管理专家田口玄一博士引入产品质量控制领域，可以大幅度提高实验效率，增加实验设计的合理性。在制剂处方筛选过程中，可根据实验的因素数、因素的水平数及是否具有交互作用等需求查找相应的正交表，再依托正交表的正交性从全面实验中挑选出部分有代表性的点进行实验，实现以最少的实验次数达到与大量全面实验等效的结果。

例如：在上述处方中对制剂崩解时限影响较大的崩解剂（CMS-Na）、填充剂（MCC）、表面活性剂（SLS）与黏合剂（PVP）的投药量进行筛选，可以使用正交实验设计。首先，将实验因素与各因素水平填入正交实验设计表（表 6-9）。

表 6-9　正交实验设计表

水平	因素			
	CMS-Na	MCC	SLS	PVP
1				

续表

水平	因素			
	CMS-Na	MCC	SLS	PVP
2				
3				

按照各水平下的投药量制备分散片，并测定各组的崩解时限。然后，应用正交设计助手软件选择合适的正交表［本例中选 $L_9(3^4)$ 正交表］（表 6-10），填入因素、水平与实验数据，运行程序进行方差分析。

表 6-10　$L_9(3^4)$ 正交表

水平	因素				崩解时限		
	CMS-Na	MCC	SLS	PVP	1	2	3
1							
2							
3							
4							
5							
6							
7							
8							
9							
X1							
X2							
X3							
R							

在初期确定处方或进行处方优化的过程中，应用正交设计实验可较为快速与准确地筛选处方，制备符合质量指标的分散片。

七、注意事项

处方的设计与确定需根据原料药的物理化学性质进行调整，同时，原辅料的预处理也会对后续制备过程产生影响，需要从生产全过程的角度综合多种不同因素进行考察。

八、思考题

1. 分散片的崩解性能好是否等同于药物的溶出性能好？如何改进难溶性药物的溶出性能？

2. 在制备萘丁美酮分散片时遇到了什么困难，是如何解决的？

九、阅读材料

6.1 Golhen K, Buettcher M, Kost J, et al. Meeting challenges of pediatric drug delivery: The potential of orally fast disintegrating tablets for infants and children. Pharmaceutics, 2023, 15(4): 1033.

6.2 姜红, 丁黎, 杨劲, 等. 曲美布汀分散片健康人体内的药代动力学及生物等效性研究. 药学学报, 2004, 39(3): 208-211.

6.3 刘泽敏, 胡曰富, 齐庆蓉. 新型水溶性对乙酰氨基酚前药的设计、合成及血浆分解速度的研究. 华西药学杂志, 2023, 38(3): 241-245.

※ 进阶模块：双氯芬酸二乙胺贴剂的制备

一、前药介绍

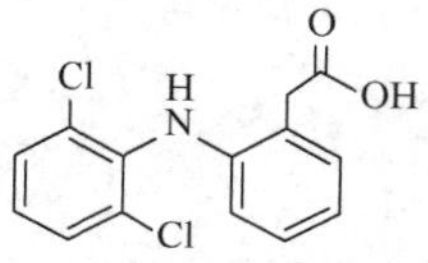

双氯芬酸（diclofenac）是一种苯乙酸衍生物，化学结构式见图 6-2，外观呈白色至淡黄色粉末，微溶于水。该药物是一种具有代表性的非甾体解热镇痛抗炎药，主要抗炎机制是抑制环氧化酶，下调前列腺素的合成。双氯芬酸抗炎活性强，口服吸收迅速，服药后 1～2 h 血药浓度即可达峰。由于双氯芬酸水溶性差且化学性质不稳定，通常使用其钠盐或钾盐形式合成制剂。第一款双氯芬酸钠肠溶缓释片于 1974 年在日本上市，用于治疗骨关节炎与类风湿性关节炎。然而，双氯芬酸的口服剂型存在严重的肝脏首过效应，只有约 50% 的剂量能进入体循环；有研究表明，虽然双氯芬酸对环氧化酶 2 选择性更强，但仍不可避免地造成一系列消化道相关不良反应，以及加重出血倾向。因此，人们逐渐将目光转移到双氯芬酸外用制剂的开发，提高药物的生物利用度并降低用药不良反应发生率。然而，钠盐或钾盐形式的双氯芬酸经皮透过效率不佳，限制了其临床疗效。双氯芬酸二乙胺是双氯芬酸的重要衍生物，与双氯芬酸的钠盐和钾盐形式具有相同的药理活性，且具有理想的透皮吸收效率。目前，国内已上市的双氯芬酸二乙胺经皮给药制剂主要有乳胶剂（商品名：扶他林）和凝胶剂（商品名：仕象），适应证均为肌肉、软组织和关节的中度疼痛。双氯芬酸二乙胺经皮肤吸收后，转化为双氯芬酸进而发挥镇痛消炎作用，具有药效强、不良反应少、用药剂量小、个体差异小等特点，因此其在外用制剂中的规格均以双氯芬酸钠计（阅读材料 6.4）。

图 6-2　双氯芬酸化学结构式

二、实验原理

现代经皮给药系统（transdermal drug delivery system，TDDS）是外用制剂的重要组成部分，其依托于皮肤解剖学、生理学与病理学的基础理论与最新研究成果，根据原料药的性质与治疗需求，开发出功能各异的经皮贴剂。

现代 TDDS 具有如下众多优点：①可直接贴附于靶部位，发挥治疗作用；②可避免药物在肝脏的首过效应，提高生物利用度；③可降低药物对消化道的外周血管的刺激，减轻患者的用药不适感；④可维持长效与稳定的血药浓度，避免药物浓度波动带来的不良反应；⑤给药方便，剂量控制灵活，大大提高婴儿、老年人及口服困难患者的用药依从性，并且可以通过撕脱贴剂，清洗局部皮肤随时中断给药。

贴剂（patch）是现代经皮给药系统的制剂表现形式，系指将原料药与适宜的材料制成的供贴敷在皮肤上的，产生全身性或局部作用的一种薄片状柔性制剂。贴剂亦是 TDDS 前沿研究的热点领域，一大批基于皮下注射凝胶设计的新型透皮吸收剂型见诸报道（阅读材料 6.4），同时，运用纳米技术增强药物透皮吸收能力及实现联合治疗的递送策略被广泛提出（阅读材料 6.5、6.6）。传统贴剂一般分为三种，即黏胶分散型（drug in adhesive）、储库型（drug in reservoir）与周边黏胶型（peripheral adhesive）。黏胶分散型贴剂是将药物分散在压敏胶中，铺于背衬材料上，加防黏层而成，与皮肤接触的表面均可释出药物。该系统具有生产方便、顺应性好、成本低等特点。其特点是药物的释放速度随给药时间延长而减慢，常导致剂量不足而影响疗效。储库型贴剂是利用高分子包裹材料将药物和透皮吸收促进剂包裹成储库，主要利用包裹材料的性质控制药物的释放速率。该种贴剂的核心组件是涂加在表面，用于调节储库中药物释放速度的控释膜。储库型贴剂生产工艺较为复杂，使用顺应性较差，且需要更大的贴附面积。周边黏胶型贴剂是在含药的骨架周围涂上压敏胶，贴在背衬材料上，加防黏层即成。亲水性骨架能与皮肤紧密贴合，通过润湿皮肤促进药物吸收。这类系统的药物释放速率受骨架组成与药物浓度影响。

三、预习思考题

1. 已上市的贴剂有哪些？它们分别属于哪种类型的贴剂？

2. 根据主药的性质，如何设计贴剂的结构与处方工艺？

3. 现行版《中国药典》对于贴剂的质量要求有哪些？

四、仪器和试剂

1. 主要仪器与器皿 烘箱、干燥器、电子天平、恒温恒湿箱、黏附力评价工具、Franz 直立式扩散池、旋转流变仪等。

2. 主要试剂 双氯芬酸二乙胺、卡波姆、肉豆蔻酸异丙酯、蓖麻油、聚丙烯酸钠、高岭土、甘油、山梨糖醇液、薄荷脑、氢氧化铝、依地酸二钠、酒石酸、丙二醇、羟基苯甲酸甲酯、纯化水、聚对苯二甲酸乙二醇酯（PET）膜等。

五、处方示例

双氯芬酸二乙胺凝胶贴剂处方见表 6-11。

表 6-11　双氯芬酸二乙胺凝胶贴剂处方

作用	组分	用量
原料药	双氯芬酸二乙胺	10.0 g
抑晶剂	卡波姆	2.0 g
乳化剂	肉豆蔻酸异丙酯	20.0 g
油相	蓖麻油	10.0 g
水性凝胶剂	聚丙烯酸钠	80.0 g
填充剂	高岭土	15.0 g
保湿剂	甘油	300.0 g
	山梨糖醇液	150.0 g
促渗剂	薄荷脑	3.0 g
交联剂	氢氧化铝	1.5 g
交联调节剂	依地酸二钠	1.0 g
pH 调节剂	酒石酸	5.0 g
助溶剂	丙二醇	3.0 g
抑菌剂	羧基苯甲酸甲酯	0.9 g
溶剂	纯化水	390.6 g

六、实验步骤（以示例处方为例）

（一）基础步骤

1. 将蓖麻油、肉豆蔻酸异丙酯、双氯芬酸二乙胺、卡波姆、丙二醇及适量纯化水置于混合容器中，搅拌均质使其乳化，制得 O/W 型乳液。

2. 取处方量的聚丙烯酸钠溶解于溶剂中，再将氢氧化铝、依地酸二钠、高岭土、甘油、薄荷脑、酒石酸、羟基苯甲酸甲酯充分混合后加至以上水性凝胶中，交联形成凝胶基质。

3. 将 O/W 型乳液加至凝胶基质中，搅拌混合均匀得含药贴膏基质层。

4. 将上述含药凝胶基质材料采用刮涂工艺，涂布在聚对苯二甲酸乙二醇酯（PET）膜上，然后与防黏膜复合，控制涂布厚度为（1.5±0.1）mm，于室温条件下放置 12 h 使胶体成型，与无纺布贴合后，裁切成所需尺寸，即得双氯芬酸二乙胺凝胶贴剂。

5. 质量评价：参照现行版《中国药典》规定，需对贴剂的黏附力、含量均匀度、重量差异、释放度等进行评价。

（二）处方因素考察

1. 在贴剂的处方设计过程中，需要考虑辅料对制剂性能与储存的综合影响。下面介绍几种常用的质量评价方法：

（1）含膏量：取双氯芬酸二乙胺凝胶贴剂若干贴，精密称重，置于烧杯中，加适量水，加热煮沸至背衬与膏体分离后将背衬取出，用水洗涤至背衬无残留膏体，晾干，于 105℃干燥 60 min，移置干燥器中，冷却 30 min，精密称定，减失重量即为膏量。

（2）赋形性评价：将贴剂置于 37℃、相对湿度 64% 的恒温恒湿箱中 30 min，取出后用夹子将供试品固定在一平整钢板上，钢板与水平面的倾斜角为 60°，放置 24 h，观察膏面是否有流淌现象。

（3）黏附力（以初黏力为例）：初黏力系指贴膏剂、贴剂黏性表面与皮肤在轻微压力接触时对皮肤的黏附力，即轻微压力接触情况下产生的剥离抵抗力。按照现行版《中国药典》四部通则规定，采用滚球斜坡停止法测定贴剂初黏力，具体方法如下：将一系列钢球分别滚过平放在倾斜板上的黏性面，根据供试品的黏性面能够黏住的最大球号钢球，评价其初黏力的大小。以厚度约 2 mm 的不锈钢为倾斜板（倾角为 45°），板上绘有两条相隔 10 mm 的水平线，上线为钢球起始位置的标记，下线为供试品固定的标记；底座应能调节并保持装置的水平状态；接球盒用于接板上滚落的钢球，其内壁衬有软质材料。试验前，将贴剂连同包装在室温放置 2 h 以上。然后将贴剂黏性面向上，用双面胶带固定在倾斜板第二条刻度线上贴合平整。将不同型号的钢球从斜面顶部滚下，观察其是否能被贴剂黏住，停止运动 5 s 以上。在 3 个供试品各自黏住的钢球中，如果 3 个均为最大钢球球号，或者 2 个为最大钢球球号，另一个钢球球号仅小一号，为符合规定，如果一个为最大钢球球号，另两个钢球球号仅小一号，则应另取三片复试，3 片均能黏住最大球号钢球为符合规定，记录钢球号。

（4）湿气透过性能考察：贴敷在皮肤表面的贴剂应具备高于正常皮肤水分蒸发率的水蒸气透过性能，以保持皮肤干燥，防止湿疹等问题的发生。取一底面积为 A 的表面皿，装入适量蒸馏水（不超过表面皿体积的 2/3），将制备好的贴剂与对照品胶面朝下，使之刚好密封住容器，置于电子天平上精密称量，计重量为 W_1。将其置于环境温度为 (25±1) ℃、相对湿度为 65% 的恒温恒湿箱中 24 h，取出后精密称重，计重量为 W_2。按以下公式计算贴剂 24 h 湿气透过量：

$$湿气透过量（g/cm）=(W_1-W_2)/A$$

与传统对照贴剂的湿气透过量进行比较，评价双氯芬酸二乙胺凝胶贴剂的湿气透过性能。

（5）影响因素试验：影响因素试验是将制剂放在极端环境中，了解影响药物稳定性的因素及可能的降解途径和降解产物，为制剂工艺的筛选、包装材料和容器的选择、储存条件的确定等提供依据。将双氯芬酸二乙胺水凝胶贴剂样品，去包装袋摊平在不锈钢盘中，分别置于 40℃恒温箱、装有 NaCl 饱和溶液（相对湿度 75%）的干燥器和低温光照仪（4500±500）lx 中，分别于 0 天、5 天、10 天观察，取样测量重量变化与进行初黏力实验，将结果记载于表 6-12。

表 6-12　影响因素试验结果（$n=3$）

项目	条件						
	高温 40℃			高湿 75%		强光 4500 lx	
	0 天	5 天	10 天	5 天	10 天	5 天	10 天
外观颜色							
初黏力（钢球型号）							
吸湿与失重（%）							

通过制剂性状和质量指标的改变，确定其最适合的保存环境。

2. 贴剂的经皮渗透效率与流变学特性亦是研发过程中需要重点关注的指标。体外经皮渗透研究一般选用脱毛后的 Wistar 大鼠皮肤作为模型皮肤，使用改进的 Franz 直立式扩散池（图 6-3A）进行研究。流变学可表征贴剂的流动特性和力学性能，反映制剂的内部结构，已成为皮肤外用制剂的重要研究内容。贴剂的流变学表征一般使用旋转流变仪（图 6-3B），分别从稳态流变学和动态流变学两个维度进行探究。

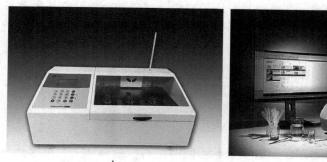

A　　　　　　　　　　　　B

图 6-3　Franz 直立式扩散池（A）和旋转流变仪（B）

七、注意事项

1. 本节中展示的制备基础步骤仅是实验室制备的一般方法，工业化生产的制备流程在一些技术细节上会有不同。

2. 物料搅拌的均匀程度会影响后续制剂的质量评价，在实验过程中应密切观察物料的形状，判断搅拌的均匀程度。

八、思考题

1. 外用制剂一般分为哪些种类？具备何种性质的前药适合制备成外用制剂？

2. 试绘制双氯芬酸二乙胺凝胶贴剂的工艺流程图。

3. 参考阅读材料 6.4，学习凝胶贴膏的研究历程与最新进展。

4. 学习阅读材料 6.5。近年来，各种基于功能性水凝胶的基础研究层出不穷，试述这些材料向临床转化的瓶颈与挑战。

九、阅读材料

6.4 Zhao X, Liu X, Zhang P, et al. Injectable peptide hydrogel as intraperitoneal triptolide depot for the treatment of orthotopic hepatocellular carcinoma. Acta Pharm Sin B, 2019, 9(5): 1050-1060.

6.5 李蓉蓉, 王缘, 刘勇, 等. 金属和可溶性微针及其使用参数对皮肤孔道形成与闭合的影响. 药学学报, 2021, 56(4): 1163-1169.

6.6 Zhou Y, Tong F, Gu W, et al. Co-delivery of photosensitizer and diclofenac through sequentially responsive bilirubin nanocarriers for combating hypoxic tumors. Acta Pharm Sin B, 2022, 12(3): 1416-1431.

※ 高端模块：智能响应型紫杉醇纳米前药的制备

一、前药介绍

紫杉醇（paclitaxel，PTX）是一种从红豆杉中分离，具有良好抗癌活性的二萜生物碱类化合物，亦是第一个获 FDA 批准的天然植物来源的化疗药物。PTX 杀灭肿瘤细胞的细胞生物学机制主要是促进微管蛋白聚合，抑制微管解聚，从而抑制肿瘤细胞的有丝分裂，达到触发其凋亡的目的。PTX 的化学结构较为复杂，水溶性差，生物利用度低，这均限制了其临床应用（阅读材料 6.7）。第一款上市的紫杉醇注射液 Taxol 开启了 PTX 的临床抗癌之旅，但该制剂使用聚氧乙烯蓖麻油作为溶剂，会促进机体中组胺的释放，带来一定的治疗风险。因此，如何改善 PTX 的水溶性，提高生物利用度及对肿瘤组织的靶向性，是亟待解决的重要问题。

通过化学修饰构建紫杉醇前药，或许是解决该问题的理想策略。对 PTX 分子进行化学衍生化修饰，增强药物水溶性；或者连接化学响应接头或生物大分子，诱导 PTX 在靶部位定时、定点释放，都是具有前景的前药构建策略（阅读材料 6.8、6.9）。白蛋白结合型 PTX 与 PTX 胶束等前药在国内外陆续批准上市，也证明了该种设计思路的正确性。

二、实验原理

近年来，随着纳米医学的发展及新型载体材料的开发，PTX 纳米前药的开发已呈现出多元化趋势。研究者通过构建多种纳米载体如脂质体、无机纳米粒、聚合物胶束等，将 PTX 前药精准递送至肿瘤部位，这些载体的构建可有效降低 PTX 的不良反应，为 PTX 前药的临床治疗策略提供理论基础与实践依据（阅读材料

6.7、6.8)。值得注意的是，具有智能响应功能的 PTX 纳米前药在提高 PTX 成药性、改善药物体内分布与降低不良反应的同时，亦为其他化疗药物的新型递送策略打开了新思路。

三、预习思考题

1. 构建纳米前药的方法有哪些？

2. 纳米前药的制剂学表征与药效学评价分别有哪些？

四、仪器和试剂

1. 主要仪器与器皿　磁力搅拌器、旋转蒸发仪、粒径仪、离心机、透射电子显微镜等。

2. 主要试剂　PTX、2, 2′-二硫代二乙酸、EDC·HCl、无水二氯甲烷、四氢呋喃、超纯水、4-二甲氨基吡啶（DMAP）、Pluronic F-127 等。

五、实验步骤

（一）基础步骤

1. 活性氧响应 PTX 二聚体前药的制备：将 100 mg PTX 溶解于 10 mL 无水二氯甲烷中，随后加入 11.8 mg 2, 2′-二硫代二乙酸、44.9 mg EDC·HCl 及 1.43 mg DMAP。室温下磁力搅拌 1 h 后，再向反应体系中加入 22.5 mg EDC·HCl 和 1.43 mg DMAP，继续在室温下磁力搅拌过夜。随后，将得到的产物利用硅胶柱层析法纯化，洗脱相为二氯甲烷和乙酸乙酯。最后，通过旋转蒸发仪除去溶剂，得到的白色固体即 PTX 二聚体前药。

2. 智能响应型 PTX 纳米前药的制备：将 4 mg 响应的 PTX 二聚体溶解于 4 mL 的丙酮中。然后，在磁力搅拌下将前述溶液缓慢滴加至 10 mL 的超纯水中。随后，将该混合物以 5000 r/min 离心 5 min 以除去游离 PTX 二聚体，等体积复溶后便得到 PTX 二聚体纳米粒。按一定比例将 Pluronic F-127 与 PTX 二聚体纳米粒混合于四氢呋喃中，并将混合溶液缓慢滴加至超纯水中，即可得到智能响应型 PTX 纳米前药。

（二）处方因素考察

1. 考察不同 PTX 二聚体纳米粒与 Pluronic F-127 投药比对纳米制剂粒径与 Zeta 电位的影响，将结果记录于（表 6-13），进一步优化处方。

表 6-13　不同投药比例对纳米制剂粒径与 Zeta 电位的影响

序号	投药比例（质量）	粒径（nm）	Zeta 电位（mV）
1			
2			

续表

序号	投药比例（质量）	粒径（nm）	Zeta 电位（mV）
3			
4			

2. 将纳米制剂滴加于铜网，在透射电子显微镜下观察纳米粒的形态与粒径，比较其与流体粒径值的差异。

六、注意事项

若要放大制备纳米前药，往往不可以直接将处方中的各组分质量进行等比例增加，而需要重新设计处方和工艺。

七、思考题

1. 查阅文献，提出一种基于纳米载体的 PTX 前药递送策略。
2. 试总结纳米制剂需要进行的质量评价。

八、阅读材料

6.7 赵霄，余双文，杜俊锋，等. 冰片/RGD 双修饰多烯紫杉醇纳米粒经鼻给药抗脑胶质瘤作用研究. 药学学报, 2021, 56(12): 3233-3242.

6.8 王俊，黄广建，刘瑜，等. 基于胃癌术前化疗的叶酸修饰磷脂包被紫杉醇纳米晶制剂研究. 药学学报, 2022, 57(1): 233-241.

6.9 Lou X, Zhang D, Ling H, et al. Pure redox-sensitive paclitaxel-maleimide prodrug nanoparticles: Endogenous albumin-induced size switching and improved antitumor efficiency. Acta Pharm Sin B, 2021, 11(7): 2048-2058.

第七章　设计性实验——药辅组合实验

学习本书前面章节中各剂型相关内容后，本章将在上述内容基础上进行设计性实验，根据药物的理化性质、药理作用及临床应用，从指定范围中选择适宜的给药途径和剂型，据此选择辅料并设计制剂处方和工艺，制备、优化并进行质量评价。

实验目的

1. 知识目标　掌握药物制剂设计的方法和内容。

2. 能力目标　综合应用前期基础理论知识和操作技能，训练查阅资料、选择剂型、设计制剂并进行处方和工艺优化的能力。

3. 素质目标　培养创新和探索的精神，严控质量的意识和社会责任感。

一、实验原理

药物在供临床使用前都须制成与其临床应用、给药途径相适应的药物剂型。剂型按形态可分为液体剂型、固体剂型、半固体剂型、气体剂型等，按给药途径可分为胃肠道给药剂型、注射给药剂型、呼吸道给药剂型、皮肤给药剂型、黏膜给药剂型等。经胃肠道给药剂型多为口服给药，主要包括溶液剂、乳剂、混悬剂、散剂、颗粒剂、胶囊剂、片剂等。不同给药途径、不同剂型可对药物疗效、不良反应、稳定性、顺应性等产生较大影响，而剂型设计的目的是根据临床用药的需要及药物的理化性质，确定合适的给药途径和药物剂型，选择合适的辅料及制备工艺，筛选处方及工艺条件，最终确定包装，形成适合于生产和临床应用的制剂产品。

药物的粒径、晶型、溶解度、分配系数、酸碱性、熔点、沸点、粉体学性质、吸湿性、化学稳定性等理化性质，生物药剂学分类系统（BCS 分类）、生物利用度和体内动力学性质，以及毒理学、药理学性质等均可能影响药物的适宜制剂和处方工艺。因此，在本设计性实验中需要首先查阅资料并撰写制剂设计思路分析报告，结合药物的临床适应证、BCS 分类、理化性质等对其适宜的剂型和处方工艺进行背景分析。

确定剂型后，药物制剂设计的基本原则主要包括安全性、有效性、可控性、稳定性、顺应性等。在处方前研究的基础上，制剂设计主要包括辅料的选择、处方筛选和优化、制备工艺的选择与优化、质量控制、稳定性研究等。部分相关内容和常用设计方法详见本书第二章。

二、实验内容

为更好地模拟药物制剂设计的过程并增加目标药物选择的随机性，在本实验中将分为临床适应证模块、药物 BCS 分类模块、剂型模块，在每个模块下随机抽取一种分类（图 7-1），作为本实验的设计目标和设计对象。例如，在"临床适应证"模块中抽取了"解热镇痛抗炎药"，在"药物 BCS 分类"模块中抽取了Ⅳ类，在"剂型"模块中抽取了"片剂"，学生按要求选择"对乙酰氨基酚"作为主药，进行处方前研究，确定是否制备片剂，并根据处方前研究结果在实验前提交实验计划（含制剂设计思路分析报告及详细实验方案），指导教师审阅通过后方可开展制剂实验。

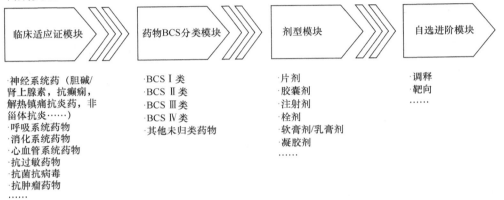

图 7-1　从各模块中抽取/选择，并确定药物制剂设计任务

由于抽取的过程较为随机，且存在客观条件限制，有概率出现临床适应证下 BCS 分类无可选药物的情况，此时建议学生在不限制 BCS 分类的条件下查阅资料、在常用药物中自行选择目标药物，并列出其 BCS 分类等理化性质，该步骤目的为训练自行查找 BCS 分类等资料并进行判断的能力。根据适应证、BCS 分类确定主药后，学生需分析判断所抽取的剂型是否符合临床用药目的及药物理化性质，同时查阅资料了解该主药目前常见的上市制剂类型，并与抽取的"剂型"进行比较。如出现抽取的"剂型"与药物的临床用药目的及药物理化性质不符、或与该药物常见上市剂型不符的情况，需在制剂设计思路部分分析该剂型不适合该药物的原因，或在该药物上市制剂中不常见的原因，并自主提出修改剂型种类或优化剂型的方案。如抽取的"剂型"与常见市售制剂相符，可在制备完成后与市售制剂进行比较，学习初步的一致性评价思路，并提出改进方案。

另外教师可根据具体抽取情况酌情增加自选进阶模块，供有余力的同学选做，如抽中"片剂"，可进一步增加"速释""缓释""肠溶"等要求。

在确定药物及剂型后，根据第二章制剂的基本设计与评价技术中相关内容，运用科学的实验设计方法，确定处方筛选和制备工艺优化的方案；并根据现行版药典规定，确定质量评价项目。指导老师可结合客观条件和时间确定方案的实际实施项目。

实验结束后，应提交的材料如下。

1. 制剂设计思路分析报告（须列出参考资料）及详细实验方案。

2. 实验报告。

注：本实验的设计和操作应综合前期主要知识点及思路、方法，学生可分为小组进行实验，应在掌握主要剂型的理论知识及相关操作的基础上，查阅资料，及时讨论及修改。建议在整门课程开始时即布置任务、进行模块抽取，学生可在课程运行中带着问题进行学习，在学习某类制剂时可对"该制剂是否适合我的目标药物？为什么？"等问题进行思考，亦可在每次实验的思考题中直接安排类似问题。建议提前 1～2 周提交方案，以便按指导教师审阅意见及时修改。如客观条件不能满足实验方案，指导教师亦应及时反馈并提供修改意见。最终实验方案合格后方能开展实验。

具体操作流程示例如图 7-2：

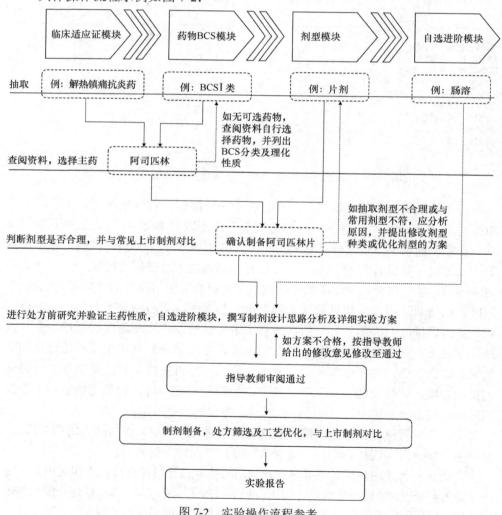

图 7-2　实验操作流程参考

三、注意事项

在制剂设计中，不同的剂型有各自需要关注的重点。部分值得关注的问题示例如下，可供参考。

1. 片剂

（1）压片方法的选择（粉末直接压片、干法制粒压片、湿法制粒压片等）。

（2）填充剂的选择及用量。

（3）黏合剂/润湿剂的种类及用量。

（4）崩解剂的种类及用量、崩解剂的加入方法。

（5）润滑剂的种类及用量。

（6）压力的大小。

（7）其他。

2. 注射剂

（1）溶剂的种类及用量。

（2）提高药物溶解度的方法，相关辅料选择及用量。

（3）提高药物稳定性的方法，相关辅料选择及用量。

（4）pH 调节剂的种类及用量。

（5）其他。

3. 乳剂

（1）油相的种类及用量。

（2）乳化剂的种类及用量，辅助乳化剂的选择。

（3）乳化方法的选择。

（4）其他。

4. 软膏剂/乳膏剂/凝胶剂

（1）基质类型的选择。

（2）乳膏剂基质中油相、乳化剂的种类及用量。

（3）基质对药物释放的影响。

（4）基质稠度、涂布性和洗脱性的调节。

（5）其他。

5. 脂质体

（1）膜材的种类及用量。

（2）脂质体制备方法的选择。

（3）药物的包载方法。

（4）脂质体粒径的调节。

（5）脂质体包封率和载药量的优化。

（6）其他。

6. 微球

（1）微球制备方法的选择。

（2）骨架材料的种类及用量。

（3）交联剂、乳化剂等辅料的种类和用量。

（4）微球粒径的调节。

（5）微球包封率和载药量的优化。

（6）其他。

7. 在设计过程中，部分可供参考的资料来源示例如下。

（1）《中国药典》（现行版）。

（2）药智网 https://www.yaozh.com/。

（3）药用辅料生物活性数据库 http://acdina.idrblab.net/ttd/。

（4）国家药品监督管理局药品审评中心 https://www.cde.org.cn/。

（5）中国药学会 https://www.cpa.org.cn/。

四、阅读材料

学生进行制剂设计时，可参考下列阅读材料，进一步学习制剂设计方法。

7.1 方哲正, 黄味子, 戚建平, 等. 星点设计-效应面优化法在国内制剂处方优化中的应用进展. 药学学报, 2021, 56(1): 169-177.

7.2 张志宏, 金杰, 张宏武, 等. 利用难溶性药物渗透泵处方设计专家系统设计法莫替丁双层渗透泵控释片. 药学学报, 2011, 46(1): 109-114.

7.3 赵娜, 石靖. 口服固体仿制药体外一致性评价中的非常规研究及常见问题解析. 药学学报, 2021, 56(6): 1739-1744.

7.4 陈如心, 韩晓璐, 刘伯石, 等. 3D 打印氯氮平分散片工艺优化及个性化剂量模型建立. 药学学报, 2021, 56(4): 1155-1162.

附：制剂设计思路分析报告及实验方案格式示例

制剂设计思路分析报告及实验方案

一、模块抽取情况

临床适应证模块：抽取_____。

药物 BCS 分类模块：抽取 _____。

剂型模块：抽取_____。

二、背景分析

1. 目标药物的确定　本部分需查阅资料，并对以下问题进行分析讨论。

（1）对于该临床适应证，在抽取的 BCS 分类下是否存在常用药物？如不存在，请自选该临床适应证的常用药物，说明理由，并列出其 BCS 分类。

（2）综合本部分讨论，确定针对该临床适应证所设计的目标药物。

2. 目标药物背景分析 本部分应查阅资料，总结目标药物目前的应用情况、理化性质、生物学性质，并进行分析。

3. 目标剂型合理性分析 本部分应对以下问题进行分析讨论：

（1）目标药物目前常见的上市制剂有哪些？为什么使用这些剂型？

（2）对于该临床适应证及目标药物，所抽取的剂型是否合理？为什么？如合理，请预测其可能的应用，并说明原因。如不合理，请提出一种你认为合理的剂型，并说明原因。

三、实验材料

1. 实验试剂 本部分中，应列出所需的药品、辅料及试剂等。

2. 实验仪器及耗材 本部分中，应列出所需的实验仪器、耗材等。

四、实验方案

1. 处方前研究情况 本部分中，应对目标药物的重要性质进行验证。可根据具体情况酌情进行。

2. 处方设计 本部分中，应查阅参考资料，选择辅料、设计处方并进行优化。建议总结资料并提出 2~3 个关键因素，并针对其进行处方优化。应说明处方设计和优化方案的依据，并说明处方优化所使用的方法。

3. 工艺设计 本部分中，应查阅资料，选择制备工艺并进行优化。建议总结资料并提出 2~3 个关键工艺或参数，并针对其进行优化。应说明工艺选择和方案优化的依据。

推荐使用流程图对工艺设计和优化方案进行总结。

4. 质量评价 本部分中，应查阅资料，确定该剂型的质量评价项目、评价方法、评价标准，并分析可能出现的质量问题及可能的解决方案。

建议根据具体情况，选择 2~4 项关键项目进行质量评价。

五、注意事项

本部分中，应基于前期知识和经验，列出该方案中的操作注意事项。

六、参考资料

本部分中，应列出所有的参考资料，包括且不限于药典、网站资料、文献、专利等。建议要求列出不少于 5 项参考资料。

如为小组实验，建议增加"实验团队"一项，列出团队成员及分工或贡献情况。

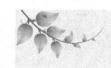

第八章　虚拟仿真实验

　　虚拟仿真实验教学是高等教育信息化建设的重要内容，是学科专业与信息技术深度融合的产物。依托虚拟现实、多媒体、人机交互、数据库和网络通信等技术，构建高度仿真的虚拟实验环境和实验对象，可实现真实实验不具备或难以完成的教学功能，在涉及高危或极端的环境、不可及或不可逆的操作，高成本、高消耗、大型或综合训练等情况时，提供可靠、安全和经济的实验项目。

实验一　智能制剂工厂沙盘

　　智能制剂工厂沙盘是按照制药企业药品生产质量管理规范（good manufacturing practice of medical products，简称GMP）的标准设计制作，以现代化口服固体制剂车间和现代化小容量注射剂车间为模型，采用虚拟仿真、三维互动、多媒体等技术，通过声、光、电、三维动画及计算机中控技术与实体沙盘模型相互融合，直观形象地展示了现代化制药企业的整体规划、车间布局、工艺设计等。包含固体制剂车间、小容量注射剂车间、研发楼、行政楼、综合仓库、危险品库、公用工程、三废处理、制水车间、制药企业厂区整体景观等。

　　智能制剂工厂沙盘由硬件和软件两部分组成，由软件控制讲解视频与沙盘硬件对应区域同步交互显示。硬件包括全息屏幕和物理沙盘两部分（见图8-1），在全息屏幕上显示视频内容，在工厂沙盘以光电形式同步展示相应内容。软件功能模块以视频讲解的形式展示，包括厂区整体布局、固体制剂智能生产车间和小容量注射剂智能生产车间。具有自动漫游引导和手动控制两种模式，在自动漫游引导模式下，讲解视频内容和沙盘对应区域同步交互显示；手动控制模式，可以自由挑选车间岗位，进行交互操作。

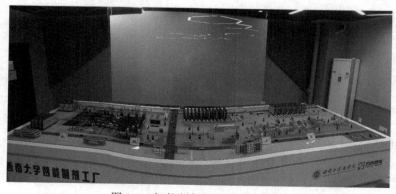

图 8-1　智能制剂工厂沙盘实景图

一、操作方法

1. 物理沙盘操作方法　向下按"总电源"控制设备总开关，依次向下按"灯光"控制沙盘中的灯光开启，向下按"运转"控制沙盘中可以运动的模型自动运转（图8-2）。

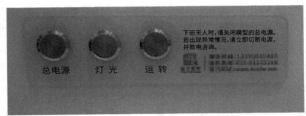

图8-2　智能制剂工厂沙盘控制按键

2. 软件功能模块操作方法　①打开控制软件；②点击目录播放相应视频；③点击设备参数控制数值；④点击运行开启设备动画视频；⑤点击右上角返回或退出（图8-3）。

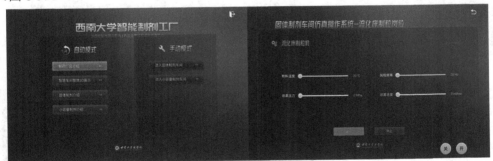

图8-3　软件功能控制面板

交互视频展示：点击目录中的相应岗位名称，播放相关视频，可控制进度条，播放/暂停。动态模型展示：按下运转实体按钮，模型进行动态展示。交互灯光展示：按下灯光实体按钮，整体进行灯光动态展示。大屏交互展示：点击生成岗位，大屏进行动态生产交互展示。

二、软件功能模块

软件功能模块按照 GMP 的标准设计制作，包括厂区整体布局、固体制剂车间和小容量注射剂车间。通过视频演示配合沙盘互动展示，呈现制药企业的全貌和局部。

1. 厂区整体布局　厂区布置主要道路人流和物流分开，避免相互交叉。人员进入厂区时，从人流大门进入，本厂区人员刷卡登记，外来人员在值班室登记换取临时出入证。物料进入厂区时，从物流大门进入，自动识别车牌登记，外来车辆在值班室登记换取临时出入证。

厂区设有行政大楼、科研大楼、质量大楼、固体制剂车间、小容量注射剂车间、废水处理单元和危险品库房。其中废水处理和危险品应放置于工厂的下风向，避免在紧急情况下影响车间的生产和使用。行政大楼设有办公室、会议室和员工餐厅等场所，主要用于工厂的后勤保障。质量大楼设有质量部门、质检部门和样品库房等，主要用于工厂的质量保证。科研大楼设有药品研发实验室，主要用于新药研发和各种工艺改进实验。固体制剂车间和小容量注射剂车间并排放置，处于厂区的中心，进行药品的生产。整个厂区绿植区域不能种植花卉，避免花粉进入车间污染药品（图 8-4）。

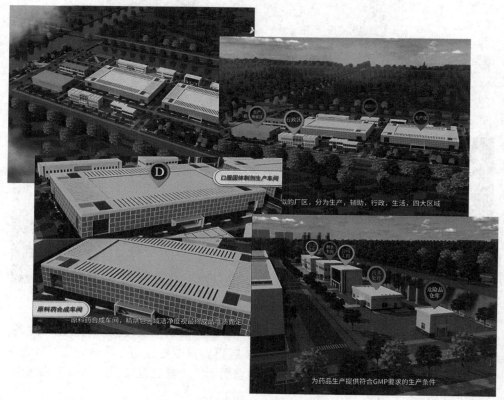

图 8-4 厂区整体布局视频展示截图

2. 固体制剂智能生产车间　固体制剂车间设有智能仓库、生产区、公用系统区、智能控制室。其生产洁净级别为 D 级。设置独立的人流物流通道，避免交叉污染。

生产时，智能控制室下达生产任务，通过 ERP 系统将指令下达给仓库 WMS 系统调拨生产物料。智能仓储系统自动将物料送出，输送到使用单位，扫码确认后进入车间。在投料间，机器人进行抓包投料，自动称重系统称取所需物料进行流转。采用湿法制粒工艺时，物料自动周转到湿法制粒机，进行制粒，通过沸腾干燥机干燥。采用一步制粒工艺时，物料自动周转到一步制粒间，通过流化床进行制粒干燥。接下来进行总混，由料斗混合机将物料混合均匀。生产完成的颗粒半成品通过胶囊填充机，生产成胶囊制品。也可以通过压片机制成素片，再进行包衣，制成糖衣片或薄膜片剂。生产完成的胶囊或片剂可以通过铝塑包装机包装。也可通过塑瓶进行包装，成为最终药品。颗粒剂可以通过颗粒封装机，制成袋装颗粒。最后，生产完成的固体制剂进行装盒装箱，打包送入成品库，完成固体制剂的生产流程（图8-5）。

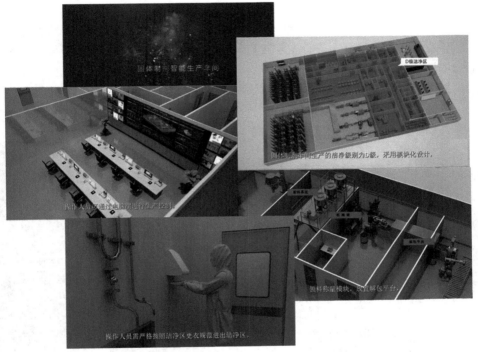

图 8-5　固体制剂智能生产车间视频展示截图

3. 小容量注射剂智能生产车间　小容量注射剂智能生产线设有智能调配系统、配液系统、洗瓶机、隧道式灭菌干燥烘箱、灌封机、灭菌柜、灯检机和自动包装线。小容量注射剂车间设有智能仓库、生产区、公用系统区、智能控制室。其生产洁净级别为 C 级。设置独立的人流物流通道，避免交叉污染。

生产时，智能控制室下达生产任务，通过 ERP 系统将指令下达给仓库 WMS 系统调拨生产物料。智能仓储系统自动将物料送出，输送到使用单位，扫码确认后进入车间。原辅料通过 AGV 小车转运到传递间，脱外包装后从输送带进入智能调配间，通过真空进料的方式进入原料罐组暂存。配液时，自动称重系统计算出投料量，输送到配制罐中，自动加水至配制量，自动调节溶液 pH，开启循环过滤后输送至灌装间高位罐中。

安瓿瓶包材通过进瓶间，转移到输送带，依次进入立式超声波洗瓶机，经过超声波和水气交替冲洗，达到洁净的效果。然后进入隧道式灭菌干燥机，经360℃以上的高温灭菌，输送到灌装间。在灌装间，灌封机将药液定量注射到安瓿瓶中，再通过火焰拉丝封口的方式密封，输送到灭菌间。自动理瓶机器人将灌装完成的安瓿抓取到灭菌车中，送入蒸汽灭菌柜。在121℃高温灭菌8 min后，降温出箱，形成小容量注射剂中间产品。然后，在自动检漏灯检机的筛选下，剔除出检漏不合格品和可见异物不合格品。合格中间品通过输送带进入外包装岗位，贴签，装盒，装箱，打包，贴监管码。最终，生产完成的小容量注射剂成品通过AGV小车送入成品库。

在智能系统的加持下，制剂工厂车间高度集成自动化与信息化。在智能控制室可以全览生产过程，进行生产控制与质量监控，确保药品的生产与质量安全（图8-6）。

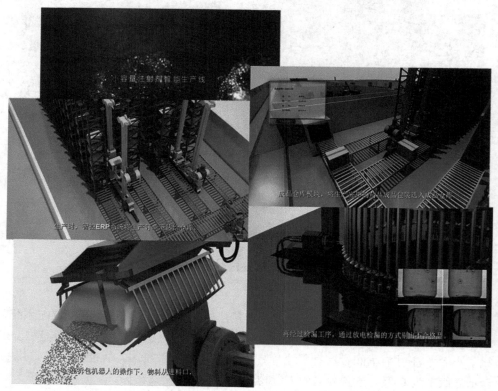

图8-6　小容量注射剂智能生产车间视频展示截图

实验二　药物制剂实训仿真系统

"药物制剂实训仿真系统"仿真内容涵盖GMP标准下的药物颗粒制剂生产、片剂生产、胶囊剂生产、水针剂生产以及卫生水系统、空调空压设备等，对许多复杂设备、间歇性生产控制、GMP质量管理等进行了三维立体的场景仿真，利用

3D 人物进行仿真操作，让学生自主学习、自主探索、反复训练完成实训教学。

电脑分为教师机和学生机，在教师机上须插入"加密狗"，打开"服务器"软件，与之连接的学生机才能使用"药物制剂实训仿真系统"。

一、整体界面

软件界面进入"药品生产 GMP 虚拟实训仿真平台"，该平台包括知识库、仿真训练、作业/考核和设置四个界面（图 8-7）。

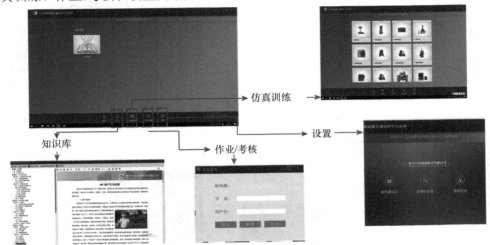

图 8-7　药物制剂实训仿真系统整体界面

整个实训仿真系统的界面层次采用了树状结构，从引导界面开始，逐层向具体的章节、岗位内容深入；系统主要界面上端，都设置有功能按钮、导航条等工具，便于使用者在界面之间的切换、进退、获取帮助指南、查阅操作记录等。

二、知识库

本模块内汇总了许多与 GMP 知识相关的多媒体教学素材，以方便承担实训课程的教师进行课堂讲解、答疑等工作。同时，当学生有条件时可以自主浏览这一模块内容，巩固和拓展有关 GMP 的知识。

本模块中的内容分为"GMP""自学微课""设备工艺展示""岗位标准操作规程""参考资料"五大部分，以文字、视频等形式出现，可以根据章节目录点击浏览各项下的内容（图 8-8）。

1. GMP　该部分包括十大章节的内容深入认识 GMP（图 8-9），分别如下。

模块一：GMP 简介　介绍 GMP 的发展史和 2010 版 GMP。

模块二：厂房、设施与设备　介绍厂址选择和厂区总体布局，洁净室的装饰施工。

模块三：HVAC 系统设计与管理　简介什么是 HVAC，以及空调机组、风管

功能模块

章节目录

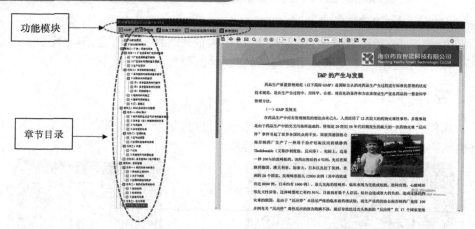

图 8-8   知识库界面

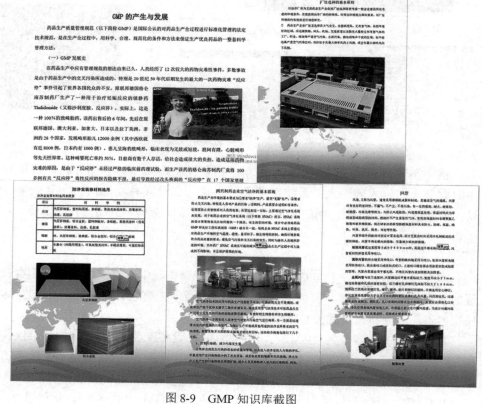

图 8-9   GMP 知识库截图

和洁净室 URS 的设计与管理。

模块四：设备管理   介绍了制药设备材料、制药设备常用结构、压力容器、管件与阀门、设备的选择、保养与维修基础、防污染措施、校准等方面内容。

模块五：人员管理   相关人员配备与基本素质要求、人员卫生管理。

模块六：**物料管理**　包括物料的供应商管理、标识、入库与验收、制药车间的物料流转与控制、药品的包装材料、标签与说明书管理。

模块七：**制药用水**　制药用水概述、纯化水生产技术、注射用水生产技术。

模块八：**制药企业的文件管理**　介绍药品生产文件的基本类型认知、文件的编制、制药企业文件的执行与管理、文件的修订与废除、文件管理系统的自检。

模块九：**生产管理**　包括生产管理概述和生产系统的运行管理。

模块十：**质量控制与保证**　包括实验室管理、变更管理和风险管理。

2. 自学微课　本项目中包括口服固体制剂、小容量注射剂、制药用水系统和空气净化系统生产岗位规范化操作（图8-10）。利用视频、图示、文字表述等，讲解药品生产中操作工人的日常工作流程，以便学生明确地掌握厂区实习的思路；详细讲解药品生产中对洁净度的要求，以及进入洁净区的消毒流程、规范等；给出了药品制剂生产中的常用记录、表格、批处理记录等，方便使用者熟悉、了解工作文书的读写。为教师和学生提供了药物制剂生产中许多岗位、设备的操作录影，是一个方便、快捷、直观的素材库。

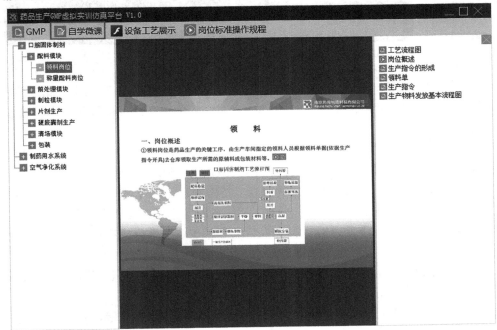

图 8-10　自学微课部分界面

3. 设备工艺展示　以视频、3D 图等形式展现制药过程中设备的原理、结构、操作规程等，可以看到 3D 设备的各个角度视图、分解视图、动态效果等，包括制粒设备、混合设备、过筛设备、输送设备、整粒设备、干燥设备和粉碎设备。介绍设备材料学的概念、制药设备常用结构、压力容器、管件与阀门、保养维护与维修等内容，原理动画、直观图片、实物照片等素材较为丰富（图 8-11）。

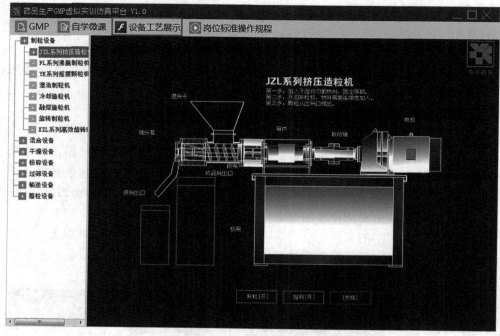

图 8-11　设备工艺展示部分界面

（1）制粒设备：利用设备的实物照片、结构图示、3D 模型等，对药品生产中常用的 8 台（套）制粒设备进行了介绍，并对制粒的生产流程、管理要点等进行了讲解。

（2）混合设备：利用设备的实物照片、结构图示、3D 模型等，对药品生产中混合设备进行了介绍，并对混合设备的生产流程、管理要点等进行了介绍。

（3）过筛设备：利用设备的实物照片、结构图示、3D 模型等，对药品生产中常用的 5 种过筛设备进行了介绍，并对过筛设备的操作要点等进行了讲解。

（4）输送设备：主要讲解了真空上料机和 SSJ 系列螺旋式粉粒输送机的使用方法。

（5）整粒设备：利用设备的实物照片、结构图示、3D 模型等讲解了 KZL 系列快速整理机的使用要点。

（6）干燥设备：利用设备的实物照片、结构图示、3D 模型等，对药品生产中常用的 14 台（套）干燥设备进行了介绍，并对干燥设备的生产流程、管理要点等进行了讲解。

（7）粉碎设备：利用设备的实物照片、结构图示、3D 模型等，对药品生产中常用的 7 种粉碎设备进行了介绍，并对粉碎设备的操作要点等进行了讲解。

4. 岗位标准操作规程　此部分以视频形式展现了制剂过程中的 20 个岗位的标准规程，直观地了解 GMP 条件下生产岗位的实际布置情况及正确的操作规范流程（图 8-12）。

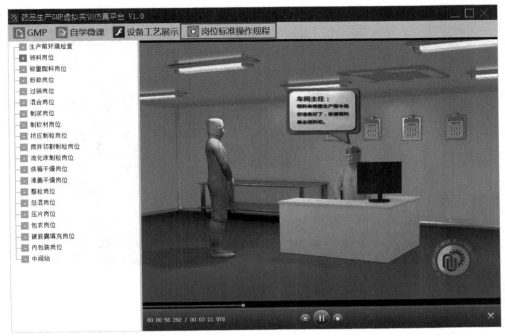

图 8-12　岗位标准操作规程部分界面

5. 参考资料　我国现行版 GMP（2010 年修订），为方便教师和学生完整地理解 GMP，在此作为参考资料详细列出。

三、仿真训练

本模块是"药物制剂实训仿真系统"的核心部分，汇总了固体制剂、小容量注射剂各生产岗位仿真场景，并对制药用水系统和空气净化系统等辅助设施的岗位进行了仿真。

在这些仿真场景中，系统较合理地排布了实训知识点，从更衣进入洁净区开始，对领取、传递物料，开始岗位操作，给物料桶贴上传递标签，设置生产设备的操作参数，采样检测，清洁清场等都一一进行了场景的模拟、流程规范的仿真、提问式的交互等设计，力求使学生能够自主地在本模块内自由操作，开展尝试性、探索性的学习。

（一）操作方法

单击仿真场景中任意一个场景图标，点击输入姓名（只能输入中文和英文且长度不超过 10 个字符），可以进入 3D 仿真场景（图 8-13）。操作者按照 GMP 的标准操作规范（standard operating procedure，SOP）进行生产、清洁、质量监察等的仿真操作，能够直观地看到自己操作所引发的动作、状态变化等。进入练习模式后，操作者以第一视角进行互动实习实训练习，任务进入光圈后显示相应任务。

考核模式对比练习模式隐藏了光圈和帮助视频，方便学生自测。

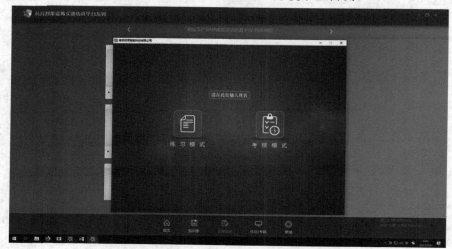

图 8-13　虚拟仿真训练登录界面

（二）界面介绍

单击进入仿真场景后，界面上通用功能讲解如图 8-14 所示。

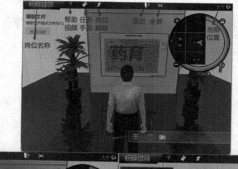

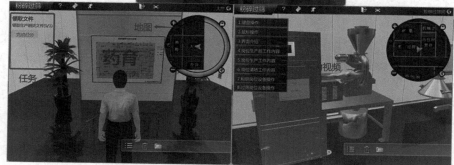

图 8-14　仿真场景界面通用功能描述

点击问号标记的图标可打开帮助视频，熟悉键盘和鼠标的操作，方便后面的仿真操作，键盘和鼠标的操作如图 8-15、图 8-16 所示。

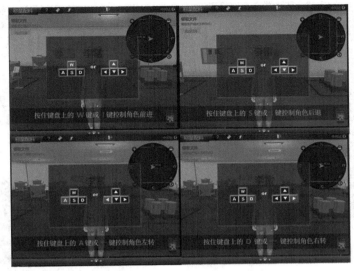

图 8-15　键盘操作方法

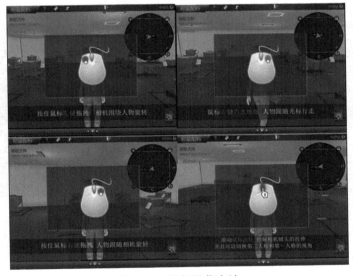

图 8-16　鼠标操作方法

（三）仿真练习内容

　　固体制剂仿真场景包括称量配料岗位、粉碎岗位、过筛岗位、混合岗位、制软材岗位、制浆岗位、搅拌切割制粒岗位、挤压制粒岗位、流化床制粒岗位、沸腾干燥岗位、整粒岗位、总混岗位、压片岗位、包衣岗位、硬胶囊填充岗位等。小容量注射剂仿真场景包括称量岗位、洗瓶干燥岗位、配液岗位、灌封岗位、灭菌岗位、灯检岗位等。还包括制药用水系统和空气净化系统等辅助岗位（图 8-17、图 8-18）。

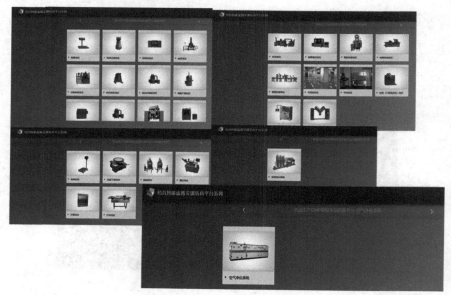

图 8-17 仿真训练模块截图

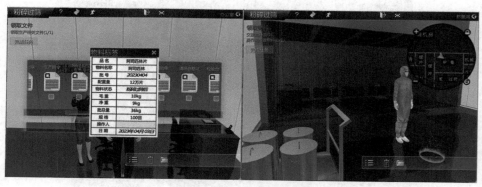

图 8-18 案例操作演示界面

1. 进入洁净区 通过系统中 SOP 文件、录像的预习后，利用 3D 场景的"功能"尝试进行模拟的更衣、净手、消毒等流程操作。

2. 颗粒制剂线 药物颗粒的制造，是片剂、胶囊剂生产的前提，根据工艺流程不同，可以划分为摇摆制粒、快速搅拌制粒、一步制粒三种不同的设备使用和岗位设置方式。系统在这里将领料、粗粉碎与过筛、配料分发等生产前期的岗位并入其中。

3. 片剂制剂线 片剂生产包括压片、包衣、铝塑内包装等岗位。为了让学生更贴近企业生产的实际，系统仿真了较先进的全自动高效压片机、自控式包衣机、自控式铝塑泡罩包装机，同时片剂筛粉机、电动糖浆锅、蠕动泵等附属设备也一应俱全。

4. 胶囊制剂线 药品胶囊剂的生产采用的是全自动的高效胶囊机，在进行正确的仿真调校操作后，就可以加入物料、设置参数，完成生产。当然，生产过程中的质量监控操作是不能少的。

5. 小容量注射剂线　药品小容量注射剂的生产涉及众多的管路、阀门，对阀门的操作次序更是要求严格，因此我们在仿真场景内封闭了一些常开或常闭的阀门，不允许操作，以便突出重点、缩短操作者熟悉场景和仿真设备的时间。

操作者请注意界面上端显示的阀门的开、闭状态提示，正确处理电脑"教师"提出的问题和要求，提高操作的纯熟度。

6. 制药用水系统　制药用水系统，包括纯化水制备、注射用水制备，涉及的管路、阀门体系更为复杂，建议操作者仔细预习，熟悉设备的布局结构、阀门的正确功能等，再按照"操作指南"的要领提示进行仿真操作。

7. 空调系统　制药企业实际采用的空调与空压机设备日益自动化，系统里仿真的设备与场景，也尽量采用自动控制方式，但是为了加深相关知识的理解，操作者还是会遇到电脑"教师"的各种提问、要求。

四、作业/考核

作业/考核模块，具有较严格的权限机制，允许教师在网络环境下，设置相关的文字考题，并从仿真场景、仿真岗位中选择出操作类的考题，组合成一份电脑考卷，供学生检验自己在实训期间的学习效果。教师可以通过分析学生的这份电脑考卷成绩，指导学生更深入地学习实践技能知识，理解药物制剂生产原理和工艺（图8-19）。

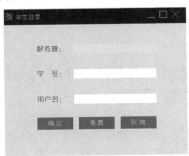

图 8-19　学生作业/考核登录界面

五、管理

管理界面包括服务器设定、管理员登录和教师登录（图8-20）。

1. 服务器设定　可在框中输入服务器地址，一般情况系统可自动识别默认。服务器启动后，使用者可以从各个客户端的电脑上，登录系统的管理、考试等功能。

2. 管理员登录　为了管理教师的权限，系统特别设置管理员用户，获得这一用户名称和密码的人员，可以进入系统权限管理的后台，设置新老师的用户名、密码，或者修改原有的设置。这样，可以允许一个集团用户内的多位老师同时使用这个系统进行仿真教学和考试。

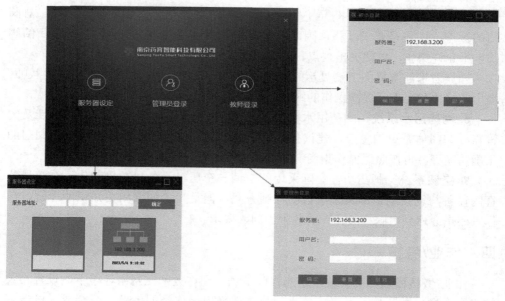

图 8-20　管理界面

3. 教师登录　教师输入用户名和密码后，按"确定"按钮，即可进入功能区。教师可以进行新增文字考题、试卷编组与选定、记录查询。

（部分内容根据"智能制剂工厂沙盘"和"药物制剂实训仿真系统"软件操作说明摘编整理）

实验三　mRNA 仿生脂质纳米制剂智能制造虚拟仿真实验系统

本实验系统以 mRNA 脂质纳米粒工业化生产为原型研制，具有实验空间、实验装置、实验过程、实验现象等视、听、触等多感觉的仿真呈现，系统应对每一实验步骤有数据验证和结果反馈，对非标准化路径操作提供基于大数据智能算法的反馈，使学生能够轻松地进行实验操作和结果分析。同时，实验系统还提供了丰富的学习资源，如背景知识引导、实验原理解析、实验操作指导和数据结果分析，帮助学生全面理解和应用所学知识。

一、整体界面

软件界面进入 mRNA 仿生脂质纳米制剂智能制造虚拟仿真实验系统（A Virtual Simulation Experimental System for Intelligent Manufacturing of mRNA Biomimetic Lipid Nanoparticles）（图 8-21），本系统采用双语模式，可通过右下角按钮切换语

言模式。经用户登录后，进入模块操作界面，包括背景知识、设备仿真、生产操作仿真、在线考试和系统管理五个模块（图 8-22）。

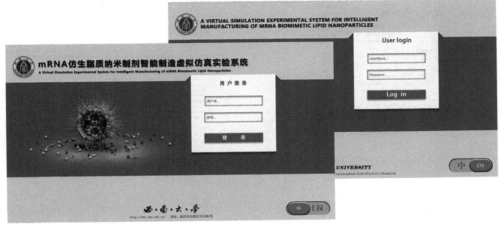

图 8-21 mRNA 仿生脂质纳米制剂智能制造虚拟仿真实验系统软件界面

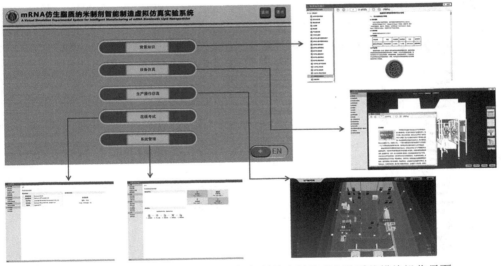

图 8-22 mRNA 仿生脂质纳米制剂智能制造虚拟仿真实验系统模块操作界面

二、背景知识

本模块汇总了许多与 mRNA 仿生脂质纳米制剂智能制造相关的多媒体教学素材，方便学生自主了解及学习相关内容，巩固和拓展有关脂质纳米制剂制造的知识，也便于承担本课程的教师进行课堂讲解及学生答疑等工作。

本模块中的内容分为"工程设计""脂质制剂简介"两大部分，以文字、图片、视频等形式出现，可以根据资料目录点击浏览各项下的内容（图 8-23）。

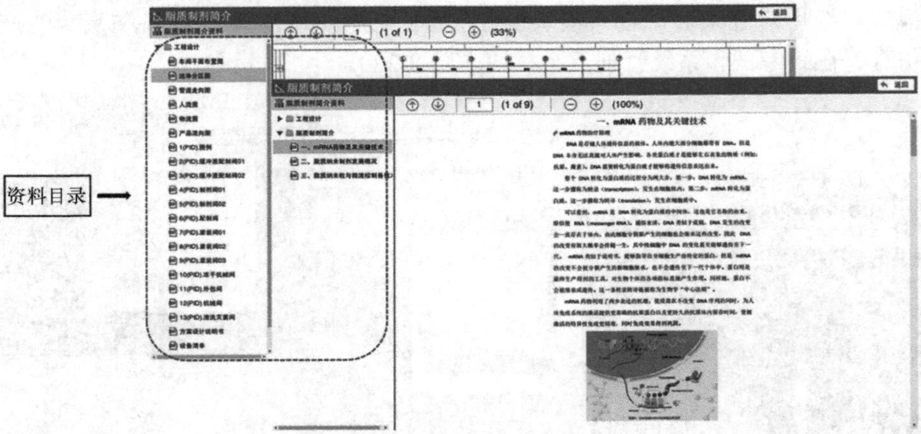

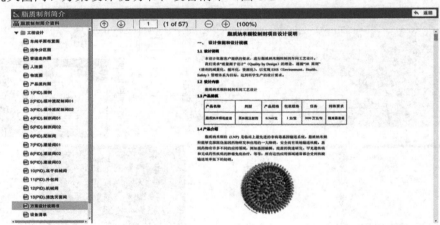

图 8-23　背景知识界面

（一）工程设计

该部分包括车间平面布置图、洁净分区图、管道走向图、人流图、物流图、产品流向图、缓冲液配制间、制剂间、灌装间、冻干机械间、外包间、机械间、清洗灭菌间、方案设计说明书和设备清单（图 8-24）。

图 8-24　工程设计资料截图

其中方案设计说明书中介绍脂质纳米颗粒制剂项目的六大板块。

1. 脂质纳米颗粒制剂项目设计依据和设计规模，可达 3000 万支/年。

2. 工艺说明：介绍工艺特色、生产过程工艺流程图、产能计算、生产过程工艺 SOP、车间环境清洗消毒方案。

3. 生产制度：介绍生产岗位、车间定员、生产方式及生产制度安排。

4. 厂房布置：阐述产品保证生产质量、车间运行安全稳定、车间符合精益生产、人流物流器具清洗、空间洁净度、防火疏散的具体措施。

5. 管道的计算与选择、行政法规执行措施：介绍相关法规要点、消防设计、环境保护、劳动安全卫生、节能方案。

6. GMP 符合性说明：介绍洁净区划分和空气洁净等级、车间人流物流流向、空调系统、除尘及局部排风、净化装修、工艺设备选型、洁净公用工程设施。

通过上述严格的制剂工程设计流程，完整体现从物料选择、溶液配制到半成品、制剂成品生产过程中的整个物流、人流、工器具流的 SOP 和 QA 管理流程，将最新 GMP 标准融入生产仿真的各个场景（记录规范性、分类存储、SOP 等），充分体现药品生产安全性和可溯源性（图 8-25 及彩图）。

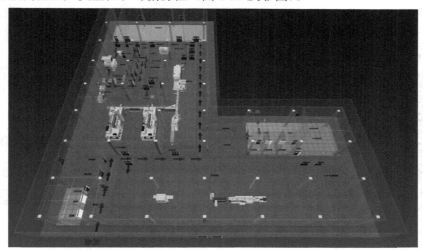

图 8-25
彩图

图 8-25　人流、物流路径图

（二）脂质制剂简介

脂质制剂包括三部分内容，以图片及文字的形式展现 mRNA 药物及其关键技术、脂质纳米制剂发展概况、脂质纳米粒与微流控制备技术（图 8-26）。

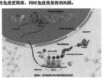

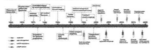

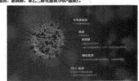

图 8-26　脂质制剂简介资料截图

三、设备仿真

以文字、图片、3D 模型等形式展现脂质制剂制造过程中设备的结构、工作原理、主要部件、设备拆装、扩展知识等。本模块的设备包括灌装机、胶塞清洗机、脉动真空灭菌柜、生物安全柜、隧道烘箱、洗瓶机、轧盖机、灯检机、除菌过滤器、挤出器、一次性配液系统、微流控单元组、切向流超滤器、电位分析仪、多功能微孔板检测仪（酶标仪）、气相色谱、透射电子显微镜等，对上述装置结构的 3D 模型展示、功能部件，均提供了数字化结构与功能演示，设备工作原理的图文说明，学生在该模块中可直接体验设备的拆装操作，满足学生深入认知设备原理、结构的要求（图 8-27）。

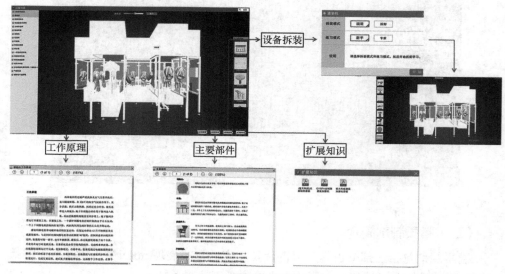

图 8-27　设备仿真模块界面

四、生产操作仿真

本模块是"mRNA 仿生脂质纳米制剂智能制造虚拟仿真实验系统"的核心部分，包含丰富的脂质纳米粒工业化生产的交互性操作，分为配液、微流控制备、灌装冻干三个工段（图 8-28），并设计学习模式和考核模式（图 8-29）。学习模式提供标准化实验操作练习的指导，使学生能够熟悉操作流程并掌握相关技能。在考核模式中，基于真实的工厂生产情况，设置了多元化的实验操作与结果输出逻辑关系。学生根据不同的实验条件和参数，通过虚拟仿真推演各种理论和实验过程，快速学习相关知识点，同时可以高效地进行反复虚拟实验和论证，帮助验证课堂上所学的理论知识，这种在仿真环境中进行真实场景操作和决策的过程，可以提高学生今后应对实际工业生产的能力。

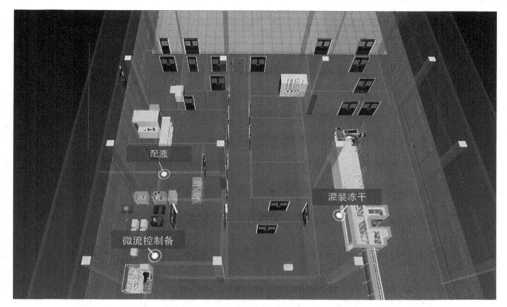

图 8-28　生产操作仿真的三个工段

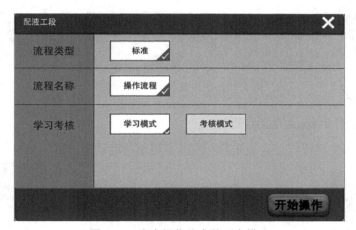

图 8-29　生产操作仿真的两个模式

此外，本系统还设置了多种实时动态参数检测功能，着力于还原真实实验的操作环境及互动感受，进一步提升了实验系统的仿真度。通过实时监测和反馈各种参数，如温度、压力、速度等，学生可以更好地理解这些参数对生产过程和产品质量的影响。这种实时动态参数检测能力使得学生能够及时调整操作策略，更好地理解和应对生产中的变化和挑战。在获得不同阶段的产品时，还可通过中控室监测由机器人进行的取样操作和仪器检测，体会工业生产中的智能制造流程（图 8-30）。

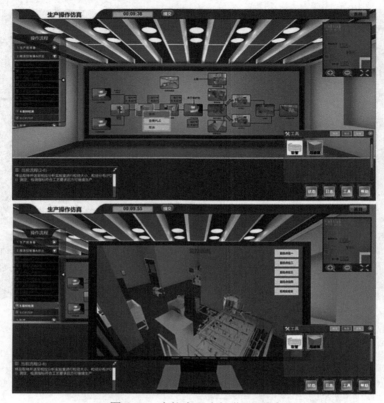

图 8-30　中控室及中控监测画面

（一）操作方法及界面介绍

单击进入生产操作仿真场景后，界面上通用功能讲解如图 8-31 所示。

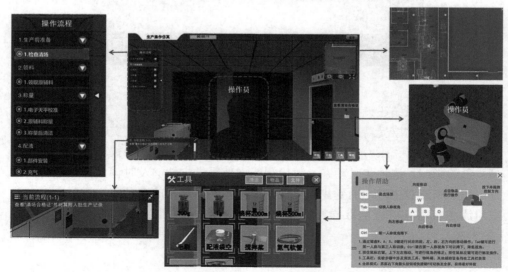

图 8-31　生产操作仿真场景界面通用功能描述

（二）仿真练习内容

仿真场景在学生操作时能够三维动态直接展示物料称量、设备进料状态、管道内物料流转状态、PLC 控制关键设备运转状态、阀门开合管道介质流向状态、关键分析设备操作运行状态等，尤其是首次在微观层面呈现了 mRNA 脂质纳米粒的动态组装过程（图 8-32）。全 3D 沉浸式立体交互模式显著加深学生对实际生产情境的了解，方便学生提高整个制剂智能制造全过程的认知学习。

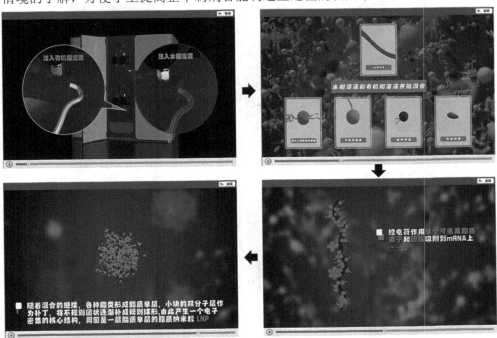

图 8-32　微观层面的 mRNA 脂质纳米粒的动态组装过程

考核交互模块设置有多个工段岗位的操作流程，均基于实验原理和工业生产的逻辑关系，学生在输入不同参数后，软件可以输出不同的制剂质量检测结果和产率，主要为配液（含物料选择、计算和相关溶液配制）→ 微流控制备（含水相有机相比例、流速、前后弃液时间等各类参数设置）→ 挤出（含膜型号选择、安装、挤出次数选择）→ 超滤（含超滤次数等各类参数设置）→ 灌装（含部件安装、生产前调试）→ 冻干（含程序冻干）→ 分析，并在该考核过程中动态接入相关的知识点（GMP、工艺数据等）（图 8-33、图 8-34）。每个工段操作结束后，系统会出具该工段考核报告（图 8-35）。

五、在线考试

在线考试模块，包括试题管理、试卷管理、考试管理及成绩分析。教师可在本模块建立与生产安全、工艺知识点、工艺操作相关的理论题库，可随机形成

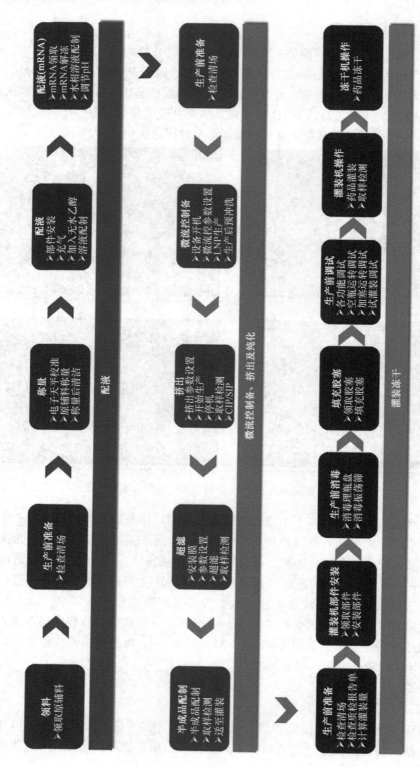

图 8-33 仿真训练模块流程图

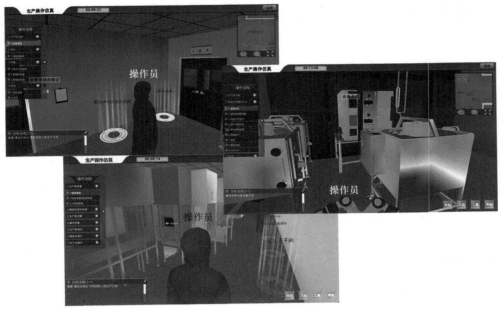

图 8-34 案例操作演示界面

配液工段考核记录		
关键点	分值	得分
1.检查清场	5	5
2.检查质量检验报告单	5	5
3.计算灌装量	5	5
4.领取部件	5	5
5.安装部件	5	3
6.消毒理瓶盘	5	0
7.消毒振荡筛	5	0
8.领取胶塞	5	0
9.填充胶塞	10	0
10.各功能调试	5	0
11.空瓶运转调试	10	0
12.加塞运转调试	5	0
13.试灌装调试	5	0
14.药品灌装	5	0
15.取样检测	10	0
16.药品冻干	10	0
1-.	100	23

图 8-35 考核报告示例

包括理论和实践操作的考卷，检查学生实验与实践教学的效果，并结合仿真场景中的考核报告，分析学生成绩，其中考核报告还可供学生检验自己的学习效果。该评价体系具有多维度的特色，可以全面评估学生的学习成果和能力发展状况（图 8-36）。

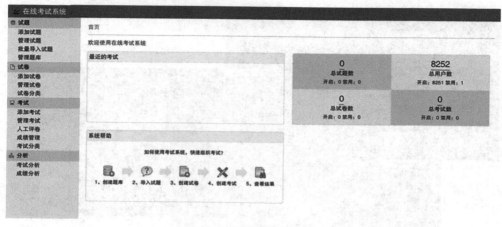

图 8-36   在线考试界面

六、系统管理

系统管理模块包括用户管理、登录管理、实训管理和账号信息（图 8-37）。

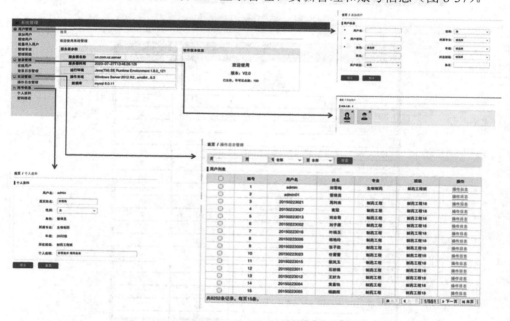

图 8-37   系统管理界面

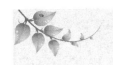

参考文献

陈章宝. 2015. 药剂学实验教程. 北京: 科学出版社

崔福德. 2011. 药剂学实验指导. 北京: 人民卫生出版社

高峰, 任福正. 2015. 药剂学实验. 上海: 华东理工大学出版社

高建青. 2012. 药剂学与工业药剂学实验指导. 杭州: 浙江大学出版社

韩丽. 2020. 药剂学实验. 北京: 中国医药科技出版社

胡海燕, 吴传斌. 2020. 药剂学实验教程. 广州: 中山大学出版社

李瑞, 丁志英. 2020. 药剂学实验. 武汉: 华中科技大学出版社

彭海生, 鄢海燕. 2019. 药剂学实验教程. 北京: 中国医药科技出版社

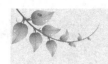

附　录

英文缩略词	中文全称
AmB	两性霉素 B
AUC	曲线下面积
BBB	血脑屏障
BSA	牛血清白蛋白
BS-DM-β-CD	卟硒啉-2, 6-二甲基-β-环糊精
C6	香豆素 6
Caco-2	人上皮性结直肠腺癌细胞
CD	圆二色谱
CL	清除率
CLSM	激光扫描共聚焦显微镜
C_{max}	达峰浓度
CMC	临界胶束浓度
CMC-Na	羧甲基纤维素钠
CMS-Na	羧甲基淀粉钠
CRH	临界相对湿度
DAB	3, 3′-二氨基联苯胺盐酸盐
DAPI	4′, 6-二脒基-2-苯基吲哚
DLS	动态光散射
DMAP	4-二甲氨基吡啶
ELISA	酶联免疫吸附试验
FCM	流式细胞术
FITC	异硫氰酸荧光素
FNP	叶酸修饰纳米粒
GRN	中性粒细胞
GSH	谷胱甘肽
HE	苏木精-伊红（染色法）
HA-Na	透明质酸钠
HLB	亲水亲油平衡值
HPLC	高效液相色谱法
HPMC	羟丙基甲基纤维素

续表

英文缩略词	中文全称
HT29-MTX	人结肠腺癌黏液分泌细胞
IF	免疫荧光
IHC	免疫组织化学
IPC	肠道蛋白冠
LCTISG	左卡尼汀温敏原位凝胶
L-HPC	低取代羟丙纤维素
LIDH	盐酸利多卡因
MALDI-TOF MS	基质辅助激光解吸飞行时间质谱
MCC	微晶纤维素
MN	微针
MTX	甲氨蝶呤
MWCO	截留分子量
NMR	核磁共振
NP	纳米粒
PAA	聚丙烯酸
PCFT	质子偶联叶酸转运体
PDI	多分散性指数
PDMS	聚二甲基硅氧烷
PEG	聚乙二醇
PLGA	聚乳酸-羟基乙酸共聚物
PLT	血小板
PS	聚苯乙烯
PTX	紫杉醇
PVA	聚乙烯醇
PVP	聚乙烯吡咯烷酮
PVP/VA	乙烯基吡咯烷酮-乙酸乙烯酯共聚物
RBCM	红细胞膜
rhGH	重组人生长激素
SEM	扫描电子显微镜
siRNA	小干扰 RNA
SLS	十二烷基硫酸钠
SMEDDS	自微乳化给药系统
Span-80	脂肪酸山梨坦-80
SPARC	酸性富含半胱氨酸分泌型蛋白

续表

英文缩略词	中文全称
SPR	表面等离子共振
TEER	跨膜电阻
TEM	透射电子显微镜
TLC	薄层色谱法
TRITC-BSA	四甲基异硫氰酸罗丹明标记牛血清白蛋白
WB	免疫印迹
WBC	白细胞
5-ALA	5-氨基酮戊酸
6-MNA	6-甲氧基-2-萘乙酸